Bei einer eingeschränkten Nierenfunktion

müssen Patienten damit rechnen, daß die Leistungsfähigkeit
ihrer Nieren immer weiter abnimmt. Am Ende hilft dann nur
noch eine Nierenersatztherapie, das heißt, eine Dialysebehandlung (Blutwäsche), eine Peritonealdialyse (Bauchfelldialyse) oder eine Transplantation. Das Fortschreiten der
Erkrankung und die dabei auftretenden Symptome, wie
Übelkeit, Erbrechen und Müdigkeit, können aber durch
eine gezielte Einschränkung der Eiweißzufuhr mit der
Nahrung verringert, wenn nicht sogar aufgehoben werden.
Mit der eiweißarmen Diät auf vegetarischer Basis, wie sie
in diesem Buch vorgestellt wird, können alle diejenigen, die
an einer eingeschränkten Nierenfunktion leiden, den
weiteren Verlauf ihrer Erkrankung positiv beeinflussen.
Trotzdem sollten Sie den »Wichtigen Hinweis« auf Seite 3
und den Rat auf Seite 6 nicht außer acht lassen.

Prof. Sergio Giovannetti
Prof. Manfred Strauch

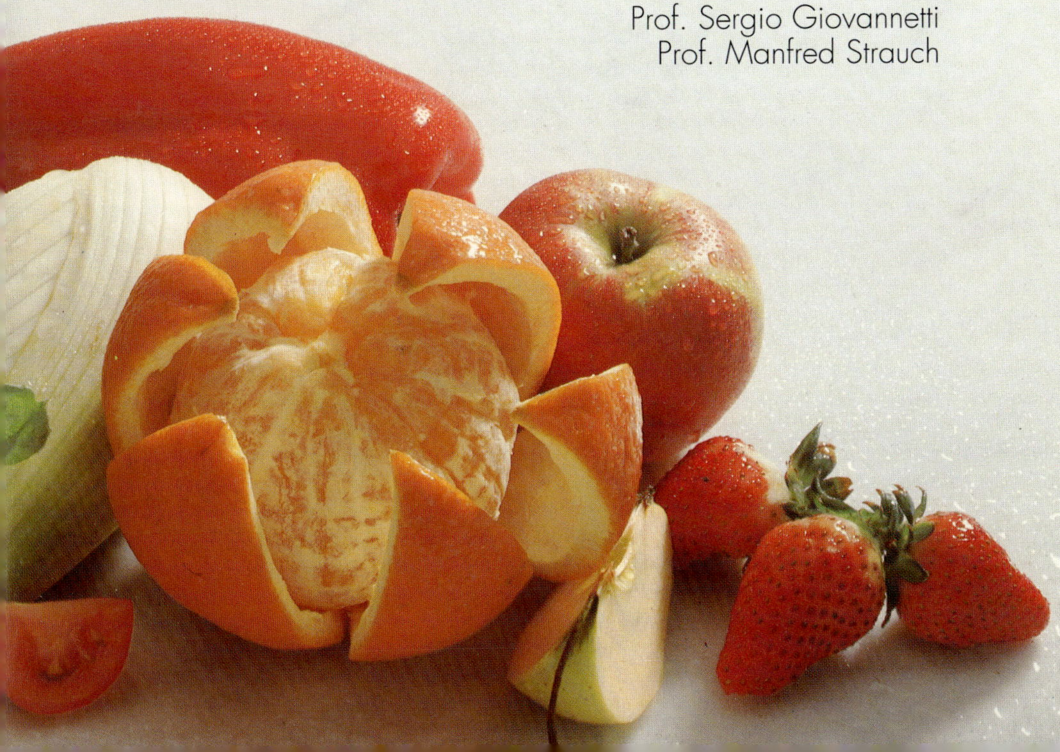

INHALT

Abkürzungen bei den Nährwertangaben:

kJ   Kilojoule
kcal Kilokalorie
EW   Eiweiß
F   Fett
KH   Kohlenhydrate
Na   Natrium
K   Kalium
Ca   Calcium
P   Phosphor

Wichtige Umrechnungsfaktoren:

Serum-Kreatinin (µmol/l) = Serum-Kreatinin (mg/dl) · 88,4

Serum-Harnstoff (mmol/l) = Serum-Harnstoff (mg/dl) · 0,1665

Harnstoff = Harnstoff-N · 2,14

Wichtiger Hinweis

Die erprobten Rezepte und Ratschläge in diesem Buch stammen von Fachleuten. Die medizinische Forschung auf diesem Gebiet ist jedoch noch nicht abgeschlossen, und zu Einzelfragen werden auch von namhaften Wissenschaftlern abweichende Meinungen vertreten. Darüber hinaus reagiert jeder Organismus anders. Deshalb darf eine eiweißarme Ernährung nur nach Rücksprache mit Ihrem behandelnden Arzt durchgeführt werden. Das gilt auch für die Behandlung mit Medikamenten, wie zum Beispiel mit Amino- und Ketosäuren Supplementen. Sonana Ren-o-mil ist ein Milchersatzpulver, aus dem sich eine für die Bedürfnisse des Nierenkranken abgestimmte Milch zubereiten läßt. Fragen Sie Ihren Arzt, ob Sie es zur Unterstützung Ihrer Diät verwenden können. Die Diät muß immer an die individuellen Bedürfnisse des Nierenkranken angepaßt werden. Ihr Arzt und die Diätassistentin helfen Ihnen dabei.

Eiweißarme Diät – ein Überblick

Ihr Arzt hat Ihnen gesagt, daß Ihre Nieren nicht mehr richtig funktionieren, das heißt, Ihre Nierenfunktion eingeschränkt ist. Um ein Fortschreiten der Erkrankung und das Auftreten von »urämischen Symptomen« wie zum Beispiel Übelkeit, Erbrechen und Müdigkeit zu verhindern, müssen Sie jetzt, neben einer medikamentösen Therapie, auch eine eiweißarme Diät einhalten.

Bevor wir Ihnen »unsere Diät« vorstellen, geben wir Ihnen zunächst einen geschichtlichen Überblick über die verschiedenen Diätformen.

Bereits 1918 beschrieb Volhard in einem Handbuch der inneren Medizin eine spezielle Diät für Nierenkranke, die urämische Symptome verhindern sollte. Wenig später berichtete er, daß mit dieser Diät auch das Fortschreiten der Erkrankung verlangsamt oder sogar gestoppt werden könne. Die damals empfohlene Diät enthielt 20–30 g Eiweiß und 2000 kcal. Trotzdem wurde diese Therapie wieder in den Hintergrund gedrängt.

Damals bedeutete eine chronische Nierenerkrankung den sicheren Tod. Denn erst in den 60er Jahren wurde eine Therapie mit der künstlichen Niere möglich.

In den 60er Jahren entwickelte Professor Giovannetti erneut eine eiweißarme Diät, die als »Spaghetti-Ei-Diät« bekannt wurde. Dieser Name charakterisiert die Hauptkomponenten der Diät. Professor Kluthe paßte diese Diät dem deutschen Geschmack an. Die veränderte Diät bekam den Namen »Kartoffel-Ei-Diät«. Beide Namen der Diäten deuten an, daß die eiweißarme Diät damals nicht sehr abwechslungsreich war. Deshalb führte Bergström die sogenannte »Schwedendiät« ein, mit der eine größere Nahrungsmittelauswahl möglich wurde. Um aber einen Eiweißmangel zu vermeiden, mußte die Diät durch zusätzliche Gabe von Aminosäuren (Bausteine für Eiweiß) angereichert werden. Ein großer Nachteil dieser Diät ist, daß speziell die Fleisch- und Fischportionen winzig klein ausfallen.

Im Gegensatz zur Schwedendiät sind die Portionen der »vegetarischen Diät«, die wir in diesem Buch vorstellen, deutlich größer, wohlschmeckender und sättigender. Allerdings müssen Sie auch bei dieser Kost, je nach Grad der Einschränkung der Eiweißzufuhr, Aminosäuren oder deren Ketosäuren zusätzlich aufnehmen, um eine Eiweiß-Mangelernährung zu vermeiden. Diese »vegetarische Diät« wurde in unserer Klinik jahrelang erprobt. Die Erfahrungen, die wir mit dieser Diättherapie gesammelt haben, und die neuen medizinischen Erkenntnisse berücksichtigen wir bei unseren Empfehlungen und den Rezepten.

Merkmale einer eingeschränkten Nierenfunktion

Um eine Nierenerkrankung erkennen und ihr Ausmaß feststellen zu können, muß Ihr Arzt Blut- und Urinuntersuchungen durchführen. Dabei werden in der Regel folgende Werte bestimmt: Serum-Kreatinin, Serum-Harnstoff und die Kreatinin-Clearance. Die Tabelle (unten auf der Seite) zeigt Ihnen, welche Werte normal sind, und ab wann eine eingeschränkte Nierenfunktion vorliegt.

Die Werte allein sind jedoch noch nicht beängstigend. Problematisch wird es erst, wenn zusätzlich ein fortschreitender Nierenfunktionsverlust auftritt. Spätestens dann sollten Sie mit Ihrem Arzt über eine eiweißarme Diät sprechen. Mit dieser Diät können Faktoren, die das Fortschreiten der Erkrankung begünstigen, ausgeschaltet werden.

Richtlinien für eine normale und eingeschränkte Nierenfunktion

Meßgröße	Normalwert	eingeschränkte Nierenfunktion
Serum-Kreatinin	bis 1,5 mg/dl	über 1,5 mg/dl
Serum-Harnstoff	bis 50 mg/dl	über 50 mg/dl
Kreatinin-Clearance	über 110 ml/min	unter 110 ml/min

Wie funktioniert die Niere, was leistet sie?

Der Mensch hat 2 Nieren. Jede Niere setzt sich aus etwa 1 Million Nephronen zusammen, das sind die Arbeitseinheiten der Niere. Diese Nephronen bestehen aus je einer Filtereinheit, dem Glomerulum und einem schlauchartigen Fortsatz, dem Tubulus. Im Glomerulum wird der sogenannte Primärharn aus dem Blut abgepreßt. Der Tubulus ist verantwortlich für die zusätzliche Abgabe von Schadstoffen aus dem Blut in den Urin. Der Tubulus nimmt dann wichtige abgefilterte Bestandteile wieder auf, wie zum Beispiel Salze, die in den Primärurin abgegeben wurden.

Bei einer eingeschränkten Nierenfunktion ist die Zahl der funktionierenden Nephrone verringert und nimmt immer weiter ab. Dadurch wird die Filterleistung und die Schadstoffausscheidung eingeschränkt. Zusätzlich wird weniger aktives Vitamin D, das für den Knochenstoffwechsel wichtig ist, und Erythropoietin (Hormon, das die Blutbildung steuert) gebildet.

Was beeinflußt das Fortschreiten der Erkrankung?

Hauptverantwortlich für das Fortschreiten einer Nierenerkrankung sind eine »normale«, beziehungsweise erhöhte Eiweiß- oder Phosphorzufuhr sowie ein erhöhter Blutdruck. Da

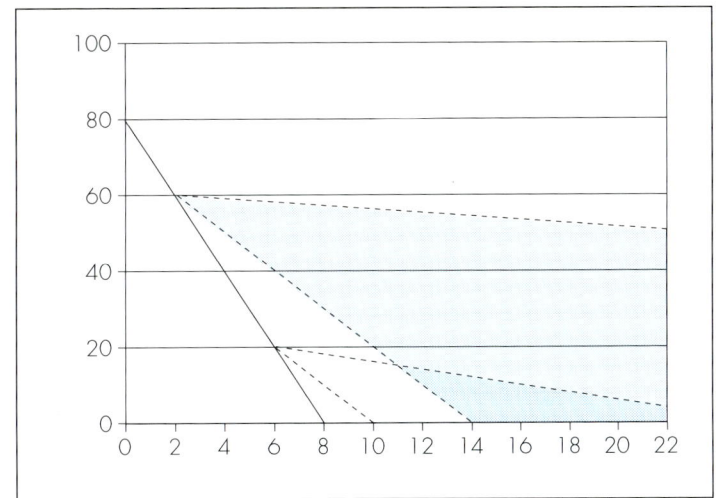

Die Grafik zeigt, wie eine eiweißarme Diät das Fortschreiten der Erkrankung verzögern kann.

eine eiweißarme Diät gleichzeitig auch eine natrium- und phosphorarme ist, werden mit dieser Diät mehrere Fliegen mit einer Klappe geschlagen.
Eine relativ eiweißreiche Ernährung führt, ähnlich wie ein erhöhter Blutdruck, zu einer Drucksteigerung in den Filtereinheiten (Glomeruli) der Niere. Diese Drucksteigerung schädigt die Niere und führt zu einem Verlust an Filtereinheiten. Durch den Verlust dieser Arbeitseinheiten müssen die noch funktionierenden mehr arbeiten. Dies ist wiederum nur über eine Druckerhöhung in den Glomeruli möglich. Es kommt wieder zu einer Druckerhöhung und einer weiteren Schädigung. Damit hat sich der Kreis geschlossen.
Schreitet die Nierenerkrankung weiter fort, wird weniger Phosphor ausgeschieden. Das bedeutet, Phosphor wird ange-

sammelt. Außerdem lagert sich Phosphor in der Niere ab und trägt zu einer zusätzlichen Schädigung bei.

Was bewirkt eine eiweißarme Diät?

Wird die Eiweißzufuhr verringert, so sinkt der Druck in den Glomeruli. Dadurch werden die Glomeruli weniger geschädigt. Bei strikter Einhaltung der Diät schreitet die Erkrankung entweder nur langsam fort oder wird sogar ganz aufgehalten. Wie stark eine eiweißarme Diät das Fortschreiten der Nierenerkrankung verlangsamen kann, ist in der folgenden Abbildung dargestellt.
Die durchgezogene Linie gibt den »natürlichen« Verlauf des Nierenfunktionsverlustes eines Patienten wieder. Bei Nierenfunktionswerten nahe 0% muß

mit der Nierenersatztherapie begonnen werden.

Die gestrichelten Linien zeigen die Bandbreite der möglichen Verlangsamung des Funktionsverlustes, wenn zu unterschiedlichen Zeiten mit einer eiweißarmen Diät begonnen wird. Eine eiweißarme Diät kann eine noch gute Nierenfunktion, zum Beispiel von 60% Nierenfunktionsverlust, um den Faktor 2 – 20 verlangsamen. Das heißt, daß die Dialysebehandlung um mindestens 6 Jahre herausgezögert wird, wenn eine minimale Verlangsamung um den Faktor 2 zugrunde gelegt wird. Ausgeprägtere Zeitgewinne können bei höheren Verzögerungsfaktoren auftreten. Ähnliches gilt, wenn bei einer Nierenfunktion von 20% mit einer eiweißarmen Diät begonnen wird.

Wird wiederum ein Verzögerungsfaktor von 2 angenommen, kann der Dialysebeginn um mindestens 2 Jahre hinausgezögert werden und bei einem Faktor von 10 um mehr als 14 Jahre. Die mögliche Bandbreite der gewonnenen Zeit entspricht der Schraffur der Abbildung.

Wer sollte eine eiweißarme Diät einhalten?

Mit diesem Buch möchten wir Patienten ansprechen, die eine eingeschränkte Nierenfunktion haben und noch nicht einer Nierenersatztherapie (Hämodialyse = Blutwäsche), einer Peritonealdialyse (Bauchfelldialyse) oder einer Transplantation bedürfen. Dieses Buch können auch nierenkranke Diabetiker benutzen (siehe auch Seite 8). Auch diejenigen, die an einem sogenannten »nephrotischen Syndrom« (vermehrte Eiweißausscheidung im Urin, Wasseransammlung in den Beinen, erhöhte Blutfettwerte und eine erniedrigte Eiweißkonzentration im Blut) leiden, profitieren von dieser Diät. Das Buch sollte jedoch nie ohne Rücksprache mit dem behandelnden Arzt und nur unter Mitwirkung einer Diätassistentin eingesetzt werden (siehe auch »Wichtiger Hinweis« Seite 3). Bei folgenden Symptomen sollte unbedingt eine eiweißarme Diät eingehalten werden:
• urämische Zeichen wie Übelkeit, Erbrechen, Appetitlosigkeit, Müdigkeit;
• Fortschreiten des Nierenfunktionsverlustes;
• nephrotischem Syndrom mit vermehrter Eiweißausscheidung im Urin, Wasseransammlung in den Beinen, erhöhten Blutfettwerten und einer niedrigen Eiweißkonzentration im Blut.
Ungeeignet ist eine eiweißarme Diät bei:
• medikamentös nicht einstellbarem Bluthochdruck;
• medikamentös nicht beherrschbarer Überwässerung;
• massiver urämischer Symptomatik wie Übelkeit, Erbrechen, Appetitlosigkeit, Müdigkeit;
• Nichteinhalten der genauen Diätvorschriften;
• Katabolie, das heißt bei unkontrollierbarem vermehrtem Abbau des körpereigenen Eiweißes.

Wie wirkt die Diät auf die Symptome einer Urämie?

Bei einer fortschreitenden Nierenerkrankung treten oft Symptome wie Übelkeit, Erbrechen, Unwohlsein, Müdigkeit und vieles mehr auf. Diese sind typisch für eine Vergiftung, die dadurch entsteht, daß der Körper nicht genügend Schadstoffe über die Nieren ausscheiden kann. Diese Schadstoffe entstehen größtenteils aus dem Um- und Abbau von Eiweiß im Körper. Wird weiter zuviel tierisches Eiweiß gegessen, kommt es zu einer Ansäuerung des Blutes (Azidose). Dies führt zu Appetitlosigkeit und Müdigkeit. Wird weniger Eiweiß mit der Nahrung aufgenommen, fallen weniger Schadstoffe an. Durch eine geringere Eiweißzufuhr und eine geeignete Auswahl des zugeführten Eiweißes kann also die Azidose erfolgreich therapiert werden. Mit pflanzlichem Eiweiß läßt sich eine Azidose besonders gut bekämpfen.

Wieviel Eiweiß ist erlaubt?

Die Höhe der Eiweißzufuhr richtet sich nach dem Stadium der Erkrankung.
• Bei einer noch gut erhaltenen Nierenfunktion sollte die Eiweißzufuhr 0,6 g pro kg Körpergewicht betragen. Dabei ist auch gleichzeitig die Phosphoraufnahme deutlich reduziert.
• Wird die Nierenfunktion immer weiter eingeschränkt, darf

die Eiweißzufuhr nur noch <u>0,3 – 0,4 g pro kg Körpergewicht betragen.</u> Auch bei dieser Eiweißmenge wird täglich deutlich weniger Phosphor aufgenommen. Gleichzeitig sollten Sie dann Amino- und Ketosäuren in Form von Tabletten einnehmen (siehe Seite 12). Wichtig dabei ist, daß die jeweilige Eiweißmenge individuell auf die Bedürfnisse des Patienten zugeschnitten wird. Mit der Eiweißeinschränkung müssen aber gleichzeitig auch genügend Kalorien zugeführt werden, da ansonsten der Körper entweder körpereigenes Eiweiß zur Energiegewinnung abbaut oder das aufgenommene Eiweiß für die Energiegewinnung verwendet. Weder das eine noch das andere ist sinnvoll, da sich in beiden Fällen die Serum-Harnstoff-Werte erhöhen. Harnstoff ist bei Nierenerkrankungen ein guter Indikator für den Eiweißumsatz.

Die Rezepte in diesem Buch können alle nachkochen, deren tägliche Eiweißmenge sowohl gering als auch stark eingeschränkt ist. In erster Linie richtet sich das Buch jedoch an Patienten mit einer stark eingeschränkten Eiweißzufuhr. Gehören Sie zu denjenigen, die 0,6 g Eiweiß pro kg Körpergewicht pro Tag essen dürfen, dann sollten Sie statt eiweißarmer Nudeln und Mehlsorten Lebensmittel mit einem normalen Eiweißgehalt verwenden. Prüfen Sie auch bitte immer mit Hilfe der Nährwerttabelle, ob Sie wirklich genügend Eiweiß bekommen. Besprechen Sie

Ihre Diät in jedem Fall mit dem Arzt und der Diätassistentin.

Unsere Gerichte können mit einigen Abwandlungen auch gesunde Familienmitglieder essen. Gesunde müssen dabei ebenfalls auf eine ausreichende Eiweißzufuhr achten. Wenn Gesunde beispielsweise zusätzlich 1 l Milch trinken oder 1 Ei essen, werden Sie ausreichend mit Eiweiß versorgt. Bei einer optimalen Kombination der eiweißarmen Diät mit Eiweißträgern brauchen Sie für gesunde und kranke Familienmitglieder nicht extra zu kochen.

Amino- und Ketosäuren Supplemente

Wird Ihnen von Ihrem Arzt eine streng eiweißarme Diät (0,3 – 0,4 g Eiweiß pro kg Körpergewicht) verordnet, dann muß diese Diät mit Amino- und/oder Ketosäuren (Bausteine für Eiweiß) ergänzt werden, um einer Mangelernährung vorzubeugen (Präparate siehe Seite 12). Beides sind Grundbausteine, die der Körper zur Eiweißherstellung benötigt. Werden sie in optimaler Zusammensetzung eingenommen, bekommt der Körper die ihm noch fehlende Eiweißmenge. Der Arzt legt immer die richtige Dosis für Sie fest.

Wann welche Diät?

Wie oben schon beschrieben, kann durch die Diät der Krankheitsverlauf positiv beein-

flußt werden. Deshalb sollte die Eiweißmenge schon in einem sehr frühen Stadium der Nierenerkrankung reduziert werden. Wir empfehlen unseren Patienten, schon ab einem Serum-Kreatinin-Wert von 2 mg/dl eine Diät mit 0,6 g Eiweiß pro kg Körpergewicht einzuhalten. Verschlechtert sich die Nierenfunktion weiter, und steigt das Serum-Kreatinin auf Werte um 5 – 6 mg/dl, empfehlen wir eine streng eiweißarme Diät mit 0,3 – 0,4 g Eiweiß pro kg Körpergewicht sowie Amino- und Ketosäuren zur Ergänzung. Wichtig: Jede Diät muß individuell, bezogen auf das Körpergewicht des Patienten, berechnet werden!
Um eine Fehlernährung zu vermeiden, muß die Diät so berechnet sein, daß der Betroffene sowohl die gewünschte Eiweißmenge als auch die notwendige Energiezufuhr von 35 – 40 kcal pro kg Körpergewicht bekommt. Falls die Energie in der Nahrung zu knapp ist, können Sie die Diät mit Maltodextrin 19, einem Kohlenhydratkonzentrat, ergänzen. Fragen Sie vorsichtshalber Ihren Arzt und Ihre Diätassistentin, ob und wie Sie es verwenden können!

Wann sollten Sie die Diät überprüfen?

Der Serum-Harnstoff-Wert gibt Auskunft darüber, ob die Diät wirkt und ob sie eingehalten wird. Er sollte unter einer eiweißarmen Diät nicht über 120 – 140 mg/dl liegen. Höhere Werte sollten Anlaß sein, die Diät zu überprüfen und notfalls anzupassen. Mittels der Harnstoffausscheidung (Harnstoff oder Harnstoff-N) im Urin (g/24 Stunden) kann der Arzt überschlagsmäßig die Eiweißaufnahme in den letzten 24 Stunden errechnen. Wird Harnstoff gemessen, muß die Menge mit dem Faktor 3,12 multipliziert werden. Geht der Arzt von der Menge Harnstoff-N aus, wird mit dem Faktor 6,25 gerechnet (siehe Seite 3).

Eiweißarme Diät bei diabetischer Nephropathie

Zuviel Eiweiß in der Diabetesdiät sollte vermieden werden, da durch die hohe Eiweißzufuhr und durch den Diabetes sich die Nierenfunktion verschlechtern kann. Es kommt zu einer diabetischen Nephropathie. Die Umstellung auf eine eiweißarme Diät fällt Diabetikern nicht gerade leicht. Die Umstellung ist jedoch sehr wichtig, weil sich aus der diabetischen Nephropathie sehr schnell eine chronische Niereninsuffizienz entwickeln kann. Da beim Diabetiker aufgrund des Insulinmangels die Kohlenhydratzufuhr eingeschränkt werden muß, läßt sich nur dann eine eiweißarme Diät zusammenstellen, wenn die Kohlenhydratzufuhr etwa 50 – 60 % der Energie beträgt, und zu Beginn der Diät die Insulinzufuhr erhöht wird. Eine so abgewandelte Diät verlangsamt einer-

seits das Fortschreiten des Nierenfunktionsverlustes und verringert andererseits die oft hohe Eiweißausscheidung im Urin. Eine gleichzeitig bestehende Fettstoffwechselstörung wird zudem positiv beeinflußt. Ein weiterer Vorteil ist, daß bei nierenkranken Diabetikern durch eine eiweißarme Diät der Insulinbedarf langfristig abnimmt. Grund dafür ist, daß im Stadium der Urämie Schadstoffe aus dem Eiweißabbau die Wirksamkeit von Insulin vermindern. Dadurch wird mehr Insulin für die gleiche Wirkung erforderlich. Bei einer eiweißarmen Diät wird aber weniger Eiweiß abgebaut, was bedeutet, daß auch weniger Schadstoffe anfallen und deshalb weniger Insulin benötigt wird.

Nephrotisches Syndrom

Beim sogenannten nephrotischen Syndrom wird aus verschiedenen Gründen vermehrt Eiweiß im Urin ausgeschieden. Das bedeutet, daß die Eiweißkonzentration im Blut abnimmt und Wasser aus dem Blut ins Gewebe übertritt. Diese Wasseransammlung nennt man Ödeme. Gleichzeitig sind noch die Blutfettwerte erhöht. Früher wurde bei dieser Erkrankung eine eiweißreiche Ernährung empfohlen. Heute dagegen empfehlen die Ärzte eine eiweißarme Diät, wodurch die Eiweißausscheidung im Urin vermindert wird. Die Eiweißkonzentration im Blut steigt wieder an, und die Ödeme verschwinden. Grund für den

Rückgang der Eiweißausscheidung ist, daß durch eine Einschränkung der Eiweißzufuhr der Druck in den Glomeruli abnimmt. Es wird weniger Eiweiß durch die geschädigten Glomeruli abgepreßt, und die Eiweißausscheidung nimmt ab.

Wie wichtig ist Kalium?

Mit einer eiweißarmen, vegetarischen Diät werden auch hohe Kaliummengen aufgenommen. Häufig wird gesagt, daß dies gefährlich sei, da die Niere das Hauptausscheidungsorgan für Kalium sei. Dieses Vorurteil möchten wir beseitigen. Denn mit fortschreitendem Nierenfunktionsverlust wird auch vermehrt Kalium über den Dickdarm ausgeschieden. Nur bei Nierenkranken mit stark angesäuertem Blut (Azidose) sind die Kaliumwerte erhöht. In diesem Fall muß die Azidose (Blutansäuerung) behandelt werden. Danach sinkt der Kaliumspiegel sofort ab. Oft wird auch übersehen, daß die meisten Nierenkranken harntreibende Medikamente, wie zum Beispiel Lasix®, erhalten, wodurch es zu erheblichen Kaliumverlusten kommt. Das Kalium muß dann zusätzlich verabreicht werden. Diese Ausführungen belegen, daß eine hohe Kaliumzufuhr eher Vorteile bringt als Nachteile. Sie zeigen aber auch, daß regelmäßige Kontrollen erforderlich sind. Sollte trotzdem einmal eine Hyperkaliämie auftreten, sollten Sie besonders kaliumreiche Lebensmittel wie Trauben,

Trockenobst und Bananen meiden. Um herauszufinden, welche Lebensmittel kaliumreich sind, sollten Sie eine Nährwerttabelle zur Hand nehmen. Verzichten Sie auf Lebensmittel, die viel Kalium enthalten. Besprechen Sie dies mit der Diätassistentin.

Welche Rolle spielt Calcium?

Eiweißarme Diäten enthalten sehr wenig Calcium, da Hauptcalciumträger wie Milch, Milchprodukte und Fleisch nicht in der Diät enthalten sind. Deshalb muß medikamentös mit Calciumsalzen für ausreichend Calcium gesorgt werden. Denn Calcium bindet im Darm Phosphor und verhindert so die zusätzliche Aufnahme von Phosphor.
Dies können Sie noch unterstützen, wenn Sie calciumreiche Gemüsesorten wie Grünkohl, Broccoli, grüne Bohnen oder Lauch in Ihrem Speiseplan berücksichtigen. Wenn Sie Calciumsalze verwenden, beseitigen Sie auch gleichzeitig eine eventuell bestehende Azidose. Unabhängig vom Vitamin D erhöht sich durch die Calciumzufuhr der Serum-Calciumspiegel, und eine nierenbedingte Knochenerkrankung sowie eine erhöhte Produktion von Parathormon wird verhindert. Aufgrund der vielfältigen Effekte des Calciums empfehlen wir, täglich 1,5 – 2 g Calcium aufzunehmen. Wichtig: Die verschiedenen Calciumsalze enthalten sehr unterschiedliche Mengen von reinem Calcium, weil sie oft in Apotheken in unterschiedlichen Mischungsverhältnissen selbst hergestellt werden.

Welchen Einfluß hat Phosphor?

Wer eine eiweißarme Diät einhalten muß, bekommt in der Regel weniger als 600 mg Phosphor pro Tag. Werden zusätzlich Calciumsalze verwendet, kann die Phosphoraufnahme im Körper weiter reduziert werden. Damit können die oben beschriebenen schädlichen Folgen einer zu hohen Phosphoraufnahme deutlich reduziert werden.

Die Natriumwerte müssen kontrolliert werden!

Eine eiweißarme Diät enthält normalerweise geringe Mengen Natrium, aber nur wenn das Essen nicht zusätzlich gesalzen wird. Damit das Essen trotzdem schmeckt, können Sie jede Menge frischer Kräuter verwenden. Unsere Rezepte sind, mit Ausnahme von zwei Gerichten, natriumarm. Dies ist deshalb wichtig, weil Nierenkranke meist auch an einem Bluthochdruck leiden und an einer Wasseransammlung in den Beinen. Sowohl der Bluthochdruck als auch die Wasseransammlung können Sie mit einer natriumarmen Diät beeinflussen. Trotzdem sollte der Natriumspiegel im Blut regelmäßig kontrolliert werden, um einen zu niedrigen Natriumspiegel recht-zeitig erkennen zu können. Denn ein zu niedriger Natriumspiegel im Blut hat einen negativen Einfluß auf die Nierenfunktion.

Wieviel trinken?

Mit fortschreitendem Verlust der Nierenfunktion kann die Niere Schadstoffe nicht mehr aktiv im Urin anreichern. Deshalb sollten Sie ausreichend trinken; 2–3 l Flüssigkeit täglich sollten es sein. Bis auf phosphatreiche Getränke wie Cola, Limonaden, Bier, Milch und Instantgetränke können Sie trinken, was Sie möchten. Kommt es zu einer Schwellung der Beine, helfen harntreibende Mittel.

Wie hoch ist der Cholesteringehalt der Diät?

Die hier vorgestellte eiweißarme Diät enthält deutlich weniger Cholesterin als die normale Ernährung. Dies liegt daran, daß wesentliche Cholesterinlieferanten wie beispielsweise Fleisch darin nicht vorkommen. Aber: Da in der Diät reichlich Sahne verwendet wird und diese Cholesterin enthält, sollten Sie darauf achten, wieviel Cholesterin Sie täglich aufnehmen. Etwa 300 mg pro Tag sind genug. Da wir in den Rezepten Öle mit mehrfach ungesättigten Fettsäuren verwenden, bessert sich auch eine eventuell vorliegende Fettstoffwechselstörung.

Dr. med. Norbert Gretz

Nahrungsmittel, auf die es ankommt

Eine eiweißarme Diät zusammenzustellen wird Ihnen nicht immer leichtfallen. Doch wenn Sie bei der Auswahl der Nahrungsmittel einige Dinge beachten und eiweißreiche Nahrungsmittel durch eiweißarme ersetzen, werden Sie eine abwechslungsreiche, wohlschmeckende Diät zusammenstellen können.

Brot

Handelsübliche Brotsorten enthalten 7–10 % Eiweiß. Aufgrund des hohen Anteils eignen sie sich für eine eiweißarme Kost nur in geringen Mengen oder aber gar nicht. Beachten Sie auch, daß bei Vollkornbrot der Phosphoranteil besonders hoch ist.
Eine gute Alternative sind eiweißarme Brotsorten, die Sie bei Spezialfirmen bestellen können (siehe Seite 12). Angeboten werden Fertigbrote, Brötchen zum Aufbacken und Brotbackmischungen. Aus diesen Mehlmischungen können Sie mit wenig Aufwand wohlschmeckende, knusprige Brote backen.
Eiweißarmes Brot wird viel schneller trocken als übliches Brot, weil das Klebereiweiß fehlt. Deshalb sollten Sie das Brot noch frisch portionsweise einfrieren und erst kurz vor dem Verzehr oder dem Toasten auftauen.

Eiweißarmes Mehl

Eiweißarmes Mehl wird von verschiedenen Firmen (siehe Seite 12) angeboten. Dabei handelt es sich um Stärke mit einem Bindemittel. Denn Stärke enthält, im Gegensatz zum handelsüblichen Mehl, keinen Kleber. Die jeweiligen Rezepte in diesem Buch wurden mit Mehlmischungen der verschiedenen Firmen ausprobiert, und die Ergebnisse waren alle gut. Suppen oder Saucen können Sie mit handelsüblicher Stärke binden. Beim Binden können Sie also auf eiweißarme Mehlmischungen verzichten.

Teigwaren

Handelsübliche Teigwaren enthalten 10 – 15 % Eiweiß. Somit sind sie für eine eiweißarme Ernährung nicht geeignet. Sie müssen jedoch nicht ganz auf Nudeln verzichten, denn es gibt eiweißarme Spezialteigwaren, die Sie im Reformhaus kaufen oder direkt beim Hersteller bestellen können (siehe Seite 12). Sie können sogar zwischen verschiedenen Sorten wählen. In unseren Rezepten verwenden wir diese Nudeln, und je nach Eiweißgehalt haben wir sie folgendermaßen bezeichnet: eiweißarme Nudeln enthalten 0,8 %, eiweißreduzierte Nudeln 2,2 % Eiweiß und Spinatnudeln etwa 1,7 %.
Bei der Zubereitung sollten Sie folgendes beachten: Die Teigwaren in reichlich Wasser nicht zu weich garen. Vorsicht, dieser Punkt wird leicht überschritten! Die Nudeln in ein Sieb geben und unter fließendem kaltem Wasser abspülen, bis das Wasser klar bleibt und die Teigwaren kalt sind. Erst dann lassen sie sich wie gewohnt weiterverarbeiten oder auch mit etwas Butter oder Öl erwärmen.

Ei-Ersatz

Ei-Ersatz können Sie nicht wie ein Hühnerei verwenden. Im Rezeptteil erfahren Sie, wie Sie die Gerichte damit zubereiten können. Kaufen können Sie es im Reformhaus (siehe Seite 12). Es übernimmt jedoch bei einigen Gerichten die küchentechnischen Aufgaben von einem Hühnerei. So lockert und bindet es beispielsweise Teige, Süßspeisen und Aufläufe. Im Gegensatz zum Hühnerei enthält Ei-Ersatz aber kein Eiweiß und fast kein Phosphor.

Kochsalzersatz

Kochsalzersatz wird häufig auch als Diätsalz bezeichnet. Sie bekommen es im Supermarkt, Reformhaus oder in der Apotheke. Es darf jedoch nicht mit Meer-, Jod- oder Kräutersalz verwechselt werden, denn darauf sollten Sie verzichten. Mit allen anderen Gewürzen oder frischen Kräutern können Sie die Gerichte nach Belieben würzen. Kochsalzersatz ist eine Kaliumverbindung, alle anderen Salze sind dagegen Natriumverbindungen. Welches Salz Sie verwenden, müssen Sie immer mit Ihrem behandelnden Arzt besprechen. Wenn Sie das falsche Salz verwenden, kann dies die Ursache für schwere Gesundheitsschäden sein!

Maltodextrin 19

Maltodextrin 19 ist ein reines Kohlenhydrat (Zucker). Sie können es im Reformhaus und in der Apotheke kaufen (siehe Seite 12). Es schmeckt leicht süß, und Sie können es großzügig zur Kalorienanreicherung verwenden. Etwa 400 Kalorien stecken in 100 Gramm. Am besten geben Sie Maltodextrin 19 in Tee oder Kaffee. Möchten Sie es in kalte Gerichte oder Getränke einrühren, sollten Sie das Pulver vorher in wenig heißem Wasser auflösen und erst dann unterrühren.

Sonana Ren-o-mil

Bei der Zusammenstellung Ihrer Diät können Sie das Milchersatzpulver, Sonana Ren-o-mil, verwenden. Aus dem Pulver läßt sich eine Milch zubereiten, die auf die Bedürfnisse des Nierenkranken abgestimmt ist (siehe »Wichtiger Hinweis« Seite 3). Fragen Sie Ihren Arzt, ob Sie es zur Unterstützung Ihrer Diät einsetzen können. Denn Kuhmilch dürfen Sie wegen ihres hohen Eiweiß- und Phosphorgehaltes nicht verwenden.

Es ist kalorienreich, eiweißarm, kalziumreich und besonders phosphorarm. Nach Vorschrift aufgelöst, ergibt es ein milchähnliches Getränk. Es ist hitzestabil, deshalb können Sie es unter warme Speisen, wie Pudding und Breie oder unter kalte Mixgetränke rühren. Wo Sie es bestellen können, finden Sie auf Seite 12.

Der Umgang mit den Rezepten

• In diesem Buch finden Sie eine Rezeptsammlung, mit der Sie individuell Ihre Diät für den ganzen Tag zusammenstellen können. Alle Rezepte sind nach Gruppen gegliedert und nach Eiweißgehalt geordnet. Das heißt, Rezepte mit dem geringsten Eiweißgehalt stehen zu Beginn eines Kapitels und diejenigen mit dem höchsten Eiweißgehalt am Ende.

• Mit wenigen Ausnahmen (Kuchen, Brote und Backwaren) sind die Rezepte, Zutaten und Nährwerte immer nur für eine Portion berechnet. Die angegebenen Mengen können Sie halbieren oder verdoppeln. Dementsprechend verändern sich dann auch die Nährwerte. Möchten Sie aber nur einige Zutaten verändern, müssen Sie das gesamte Rezept mit Hilfe einer Nährwerttabelle neu berechnen.

• Zur Berechnung empfehlen wir Ihnen die große GU Nährwerttabelle (Gräfe und Unzer-Verlag). Diese Tabelle war auch Grundlage für die Berechnungen unserer Rezepte. Hilfreich ist auch, wenn Sie alle Firmenanalysen sammeln, damit Sie bei Bedarf auf die Werte zurückgreifen können.

• Eine eiweißarme Diät müssen Sie genau einhalten. Das bedeutet, daß Sie alle Lebensmittel abwiegen müssen. Das geht am besten mit einer Diät- oder Briefwaage, die eine Grammeinteilung hat. Die übliche Küchenwaage wiegt zu ungenau, besonders kleine Mengen.

• Wiegen Sie alle Zutaten erst, wenn sie geputzt sind. Nur so ist eine genaue Berechnung möglich. Denn: Beim Wiegen von beispielsweise ungeputztem Gemüse kann es durch unterschiedliche Abfallmengen zu großen Schwankungen kommen.

• In den Rezepten haben wir bei einigen Zutaten auf die Grammangabe verzichtet. Diese Ausnahme ist aber nur bei wenigen Lebensmitteln möglich. Wir haben darauf geachtet, daß sich die Eiweißmenge trotzdem nicht verändert. Bei der Berechnung dieser Zutaten haben wir folgende Maßeinheiten zugrunde gelegt: 1 Teelöffel = 5 g und 1 Eßlöffel = 10 g. Nicht alle Löffel haben das gleiche Fassungsvermögen, deshalb wählen Sie am besten aus Ihrem Besteck einen Eßlöffel, der 10 Gramm und einen Teelöffel, der 5 Gramm Inhalt fassen kann. Probieren Sie es vorher aus.

• Um Zeit zu sparen und das Lebensmittelangebot besser nutzen zu können, sollten Sie die Gerichte gleich auf Vorrat kochen und portioniert einfrieren.

Bezugsquellen für Spezialprodukte

An diese Adressen können Sie sich wenden, wenn Sie spezielle oder eiweißarme Lebensmittel kaufen möchten:

- Maizena Diät GmbH
Knorrstraße 1
Postfach 2760
7100 Heilbronn

Produkte:
Maltodextrin 19 (energiereiche Zusatznahrung), Mehlmischungen

- Nephro-Medica
Sudetenstraße 20
6307 Linden

Produkte:
Sonana Ren-o-mil, Sonana Ren-o-prot

- Fritz Ponsgen
Jülicher Straße 164
5180 Eschweiler

Produkte:
Brot, Gebäck

- Heinz Wiechert und Co.
Rathausstraße 12
2000 Hamburg 1

Produkte:
Fertigmehlmischungen

- Tartex GmbH
Prinzregentenstraße 155
8000 München 80

Produkte:
eiweißarme, vegetabile Brotaufstriche

- Hammermühle Diät GmbH
Hauptstraße 181
6735 Maikammer

Produkte:
Brot, Mehl, Gebäck, Teigwaren, Paniermehl, Ei-Ersatz, Spezial-Grieß

- Fresenius
Borkenberg 14
6370 Oberursel 1

Produkte:
Amino-/Ketosäuren Supplement

- Medice
Kuhloweg 37–39
5860 Iserlohn / Westfalen

Produkte:
Aminosäuren Supplement

- Pfrimmer Kabi
Hofmannstraße 26
8520 Erlangen

Produkte:
Amino-/Ketosäuren Supplement

So berechnen Sie die Nährstoffe

Schaffen Sie sich einen Block oder ein großes Schulheft an. Nehmen Sie für jeden Tag eine neue Seite, die Sie, wie auf Seite 13 dargestellt, einteilen.

In diese Tabelle tragen Sie alle Lebensmittel ein, die Sie verwenden werden. Mit Hilfe der großen GU Nährwerttabelle und der gesammelten Nährwertanalysen berechnen Sie dann die Nährwerte, auf die es ankommt. Rezepte aus diesem Buch müssen Sie nicht mehr berechnen. Die angegebenen Werte brauchen Sie nur noch in Ihre Tabelle zu übertragen.
Ihre täglichen Berechnungen sollten Sie gut aufheben und beim nächsten Arztbesuch dem Arzt oder der Diätassistentin zeigen. Dort bekommen Sie weitere Informationen und Anregungen für die Praxis. Einmal berechnete Lebensmittel brauchen Sie nicht wieder neu zu berechnen. Die einmal ermittelten Werte können Sie immer wieder übernehmen.
Zu Ihrer Orientierung finden Sie auf Seite 13 ein Tagesbeispiel, das nach diesem Prinzip zusammengestellt wurde.

So stellen Sie sich einen Tagesplan zusammen

Datum:
Verordnung: 25 g EW · 2500 kcal · < 600 mg P
        Gewicht: 71 kg

Mahlzeit	Lebensmittel (g)	EW (g)	kcal	Ca (mg)	P (mg)
			Nährstoffe, die berechnet werden sollen		
1. Frühstück					
Kaffee oder Tee					
Sahne	10	0,2	31	8,0	6,3
Zucker	8	–	32	0,2	–
Weizenbrötchen	40	3,2	103	10,0	44,0
streng eiweißarmes Brot (Rezept Seite 92)	40	0,4	108	10,4	15,6
Butter	20	0,1	151	2,6	4,2
Konfitüre	25	0,2	67	2,5	3,8
gesamt		4,1	492	33,7	73,9
2. Frühstück					
Erdbeershake (Rezept Seite 82)		3,1	334	236,0	41,0
Mittagessen					
Spaghetti, eiweißreduziert	50	1,1	186		83,0
Gemüse »Asciutta« (Rezept Seite 58)		6,7	368	201,1	191,3
Birne nach Helenes Art (Rezept Seite 81)		3,3	426	223,0	33,0
gesamt		11,1	980	424,1	307,3
Nachmittag		–	–	–	–
Abendessen					
Tee					
Zucker	8		32	0,2	
Bunter Kartoffelsalat (Rezept Seite 24)		5,0	328	43,0	120,0
Rettichsalat (Rezept Seite 61)		2,0	142	69,0	59,0
streng eiweißarmes Brot (Rezept Seite 92)	40	0,4	108	10,4	15,6
Butter	10		76	1,3	2,1
gesamt		7,4	686	123,9	196,7
Gesamtsumme:		25,7	2492	817,7	618,9

Selleriecreme- suppe

50 g Knollensellerie, geputzt	
10 g Zwiebel, geschält	
20 g Butter	
20 g Sonana Ren-o-mil Pulver	
1 Lorbeerblatt	
1 Wacholderbeere	
schwarzer Pfeffer, frisch gemahlen	
5 g Maisstärke	
1 großes Sellerieblatt (oder	
1 kleiner Stengel Petersilie)	
20 g Sahne (etwa 2 Eßl.)	
1 Teel. Zitronensaft	

Gelingt leicht

Zubereitungszeit: etwa 40 Min.

Etwa: 1438 kJ/344 kcal
2,6 g EW · 26 g F · 22 g KH
67 mg Na · 241 mg K
150 mg Ca · 84 mg P

1. Den Sellerie und die Zwiebel fein würfeln.

2. Die Butter in einem Topf zerlassen. Die Zwiebelwürfel darin bei mittlerer Hitze goldgelb rösten. Die Selleriewürfel darin unter Umrühren leicht anbräunen. Dann so viel Wasser hinzufügen, daß das Gemüse gut bedeckt ist. Das Sonana Ren-o-mil Pulver mit einem Schneebesen einrühren. Das Lorbeerblatt und die Wacholderbeere dazugeben, mit Pfeffer würzen. Bei schwacher Hitze in etwa 30 Minuten garen.

3. Die Stärke mit etwas Wasser anrühren, in die Suppe geben und nochmals aufkochen.

4. Das Sellerieblatt oder die Petersilie waschen, gut abschütteln und fein hacken.

5. Die Sahne und den Zitronensaft unterrühren und die Suppe mit dem Sellerieblatt oder der Petersilie bestreuen.

Tomatensuppe mit Sahne

100 g Tomaten	
10 g Zwiebel, geschält	
20 g Butter	
10 g Tomatenmark	
20 g Sonana Ren-o-mil Pulver	
Paprikapulver	
weißer Pfeffer, frisch gemahlen	
½ Zweig Basilikum	
(oder 1 Teel. tiefgekühltes)	
5 cl Whiskey oder Gin	
nach Belieben	
20 g Sahne (etwa 2 Eßl.)	

Raffiniert

Zubereitungszeit: etwa 20 Min.

Etwa: 1434 kJ/342 kcal
2,7 g EW · 26 g F · 18 g KH
51 mg NA · 380 mg K
130 mg Ca · 53 mg P

1. Die Tomate kurz überbrühen und kalt abschrecken. Die Tomate häuten und in kleine Würfel schneiden, dabei den Stielansatz entfernen. Die Zwiebel fein würfeln.

2. Die Butter in einem kleinen Topf zerlassen und die Zwiebelwürfel darin bei mittlerer Hitze goldgelb rösten. Das Tomatenmark und die Tomatenwürfel dazugeben und unter Umrühren etwa 5 Minuten schmoren. Dann so viel Wasser hinzufügen, daß die Tomatenwürfel gut bedeckt sind. Das Sonana Ren-o-mil Pulver mit einem Schneebesen einrühren und die Suppe mit Paprikapulver und Pfeffer würzen. Zum Kochen bringen und bei schwacher Hitze in etwa 5 Minuten garen.

4. Das Basilikum waschen, trockenschütteln und fein hacken. Ein Blatt als Garnitur aufheben.

5. Das Basilikum unter die fertige Suppe rühren. Die Suppe mit dem Whiskey oder dem Gin verfeinern.

6. Zum Servieren die Sahne steif schlagen und als Häubchen auf die Suppe setzen. Mit dem Basilikumblatt verzieren.

Tip!

Um Tomaten zu häuten, schneiden Sie die Haut bei weniger reifen Früchten am glatten Ende kreuzweise leicht ein. Die Früchte in kochendem Wasser ½ – 1 Minute (je nach Reifegrad) blanchieren und kalt abschrecken. Nun läßt sich die Haut leicht abziehen.

Im Bild vorne: Selleriecremesuppe
Im Bild hinten:
Tomatensuppe mit Sahne

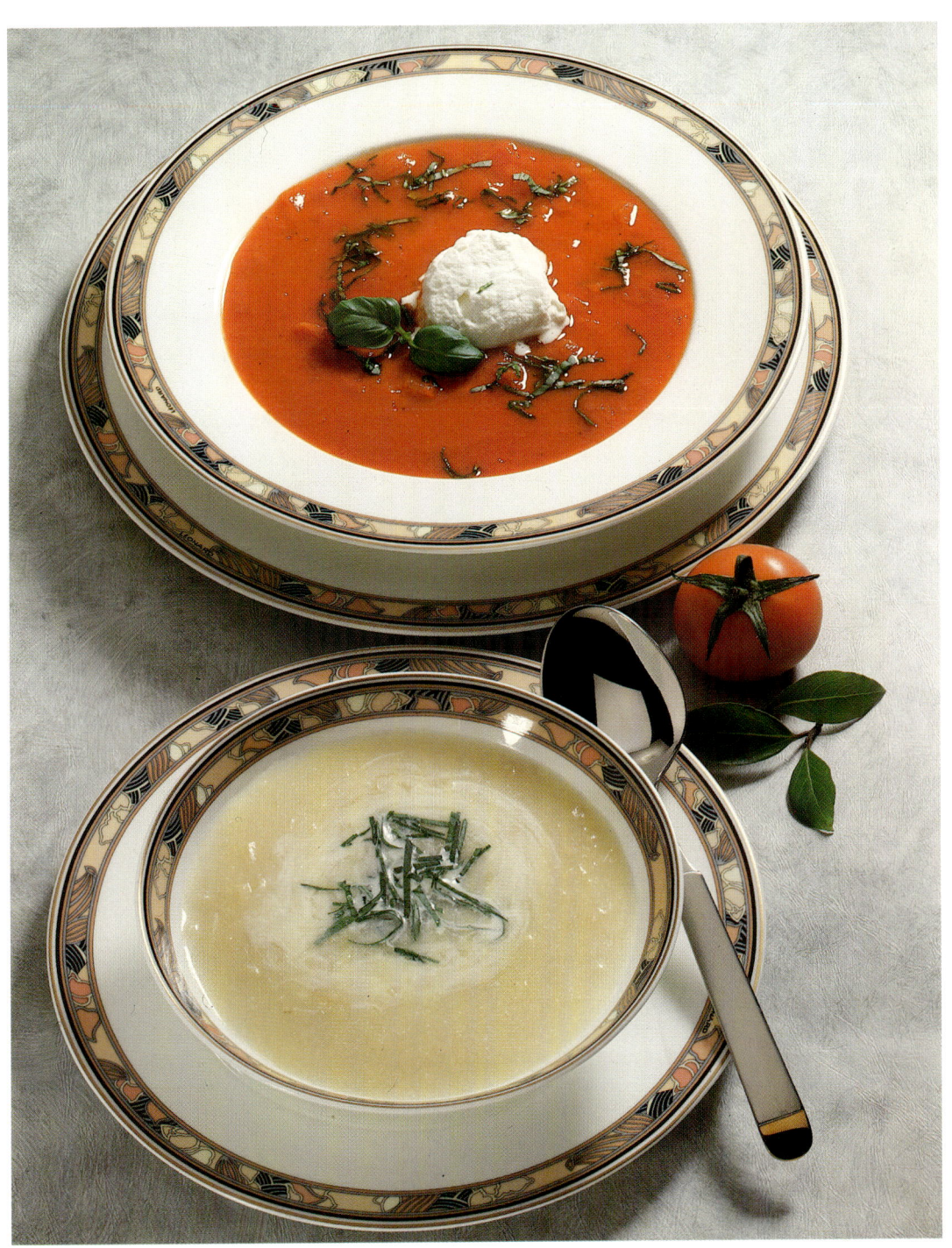

Kürbiscreme-suppe

50 g Kürbis, geputzt
30 g Kartoffel, geschält
10 g Zwiebel, geschält
20 g Butter
20 g Sonana Ren-o-mil Pulver
Koriander und Piment, frisch
gemahlen (oder 1 Lorbeerblatt)
weißer Pfeffer, frisch gemahlen
20 g Sahne (etwa 2 Eßl.)

Raffiniert

Zubereitungszeit: etwa 45 Min.

Etwa: 1446 kJ/345 kcal
2,7 g EW · 26 g F · 22 g KH
29 mg Na · 373 mg K
129 mg Ca · 62 mg P

1. Den Kürbis und die Kartoffel in kleine Würfel schneiden. Die Zwiebel fein würfeln.

2. Die Butter in einem kleinen Topf zerlassen und die Zwiebelwürfel darin bei mittlerer Hitze goldgelb rösten. Die Kürbis- und die Kartoffelwürfel dazugeben und so viel Wasser hinzufügen, daß das Gemüse gut bedeckt ist. Das Sonana Ren-o-mil Pulver mit einem Schneebesen einrühren und mit Koriander, Piment oder dem Lorbeerblatt und Pfeffer würzen. Die Suppe zum Kochen bringen und bei schwacher Hitze in etwa 30 Minuten garen.

3. Vor dem Servieren die Sahne an die Suppe geben.

Blumenkohl-suppe

50 g Blumenkohl, geputzt
10 g Zwiebel, geschält
20 g Butter
20 g Sonana Ren-o-mil Pulver
Muskatnuß, frisch gerieben
weißer Pfeffer, frisch gemahlen
10 g Maisstärke
20 g Sahne (etwa 2 Eßl.)

Gelingt leicht

Zubereitungszeit: etwa 25 Min.

Etwa: 1498 kJ/358 kcal
2,8 g EW · 26 g F · 25 g KH
36 mg Na · 205 mg K
126 mg Ca · 64 mg P

1. Den Blumenkohl in kleine Röschen teilen. Die Zwiebel fein würfeln.

2. In einem kleinen Topf die Butter schmelzen und die Zwiebelwürfel darin bei mittlerer Hitze goldgelb anrösten. Den Blumenkohl und so viel Wasser hinzufügen, daß der Blumenkohl gut bedeckt ist. Das Sonana Ren-o-mil Pulver mit einem Schneebesen einrühren und mit Muskat und Pfeffer würzen. Die Suppe zum Kochen bringen und bei schwacher Hitze in etwa 20 Minuten garen.

3. Um die Suppe zu binden, die Maisstärke mit wenig Wasser anrühren, in die Suppe rühren und kurz aufkochen lassen.

4. Vor dem Servieren die Sahne an die Suppe geben.

Tip!

Den restlichen Blumenkohl können Sie am nächsten Tag zu einem Blumenkohlauflauf (Rezept Seite 56) verarbeiten.

Zucchinicreme-suppe

100 g Zucchino, geputzt
10 g Zwiebel, geschält
1 Zweig Thymian
(oder 1 Messerspitze getrockneter)
20 g Butter
20 g Sonana Ren-o-mil Pulver
weißer Pfeffer, frisch gemahlen
5 g Maisstärke
20 g Sahne (etwa 2 Eßl.)

Gelingt leicht

Zubereitungszeit: etwa 25 Min.

Etwa: 1456 kJ/348 kcal
3,2 g EW · 27 g F · 21 g KH
28 mg Na · 249 mg K
145 mg Ca ·52 mg P

1. Den Zucchino grob raspeln. Die Zwiebel fein würfeln. Den Thymian waschen und die Blättchen abzupfen.

2. Die Butter in einem kleinen Topf zerlassen und die Zwiebelwürfel darin bei mittlerer Hitze goldgelb rösten. 70 g von den Zucchiniraspeln dazugeben und so viel Wasser hinzufügen, daß sie gut bedeckt sind. Das Sonana Ren-o-mil Pulver mit einem Schneebesen einrühren und mit Pfeffer und dem Thymian würzen. Die Suppe zum Kochen bringen und bei schwacher Hitze in etwa 10 Minuten garen.

3. Dann die restlichen 30 g Zucchiniraspel unter die Suppe rühren.

4. Die Maisstärke mit etwas Wasser anrühren, in die Suppe rühren und nochmals kurz aufkochen.

5. Vor dem Servieren die Sahne an die Suppe geben.

Champignon-cremesuppe

100 g kleine Champignons, geputzt
10 g Zwiebel, geschält
1 Zweig Thymian
(oder 1 Messerspitze getrockneter)
20 g Butter
20 g Sonana Ren-o-mil Pulver
weißer Pfeffer, frisch gemahlen
30 g Weißwein (etwa 3 Eßl.) nach Belieben
20 g Sahne (etwa 2 Eßl.)

Gelingt leicht

Zubereitungszeit: etwa 30 Min.

Etwa: 1449 kJ/346 kcal
4,3 g EW · 26 g F · 16 g KH
40 mg Na · 494 mg K
128 mg Ca ·148 mg P

1. Die Champignons in feine Scheiben schneiden. Die Zwie-

bel fein würfeln. Den Thymian waschen und abzupfen.

2. Die Butter in einem kleinen Topf zerlassen und die Zwiebel darin bei mittlerer Hitze goldgelb rösten. Die Champignons dazugeben und unter Umrühren leicht anbräunen. Dann so viel Wasser hinzufügen, daß die Champignons gut bedeckt sind. Das Sonana Ren-o-mil Pulver mit einem Schneebesen einrühren und mit Pfeffer und dem Thymian würzen. Die Suppe zum Kochen bringen und bei schwacher Hitze in etwa 10 Minuten garen.

4. Je nach Geschmack den Weißwein hinzugießen und noch weitere 5 Minuten garen.

5. Vor dem Servieren die Sahne an die Suppe geben.

Spargelcremesuppe

150 g Spargel, geschält
20 g Butter
20 g Sonana Ren-o-mil Pulver
1 Teel. Zitronensaft
Muskatnuß, frisch gerieben
weißer Pfeffer, frisch gemahlen
5 g Maisstärke
30 g Weißwein oder Wasser (etwa 3 Eßl.)
20 g Sahne (etwa 2 Eßl.)

Gelingt leicht

Zubereitungszeit: etwa 25 Min.

Etwa: 1488 kJ/356 kcal
4,4 g EW · 26 g F · 22 g KH
33 mg Na · 396 mg K
149 mg Ca · 95 mg P

1. Den Spargel in etwa 1 cm kleine Stücke schneiden.

2. Die Butter in einem kleinen Topf zerlassen und die Spargelstücke darin bei mittlerer Hitze andünsten. Dann so viel Wasser hinzufügen, daß die Spargelstücke gut bedeckt sind. Das Sonana Ren-o-mil Pulver mit einem Schneebesen einrühren. Mit dem Zitronensaft, Muskat und Pfeffer würzen. Die Suppe zum Kochen bringen und bei schwacher Hitze in etwa 15 Minuten garen.

3. Die Maisstärke mit dem Weißwein oder dem Wasser anrühren, in die Suppe rühren und nochmals kurz aufkochen.

4. Vor dem Servieren die Sahne an die Suppe geben.

Tip!

Weißer Spargel wird von der Spitze nach unten geschält, holzige Stellen und das untere Ende werden entfernt. Grüner Spargel braucht nicht geschält zu werden – hier werden nur die Enden abgeschnitten.

Chop Suey, vegetarisch

50 g Bambussprossen (aus der Dose)

50 g rote Paprikaschote, geputzt

50 g grüne Paprikaschote, geputzt

50 g Chinakohl, geputzt

50 g Ananas (aus der Dose)

20 g Sojaöl (etwa 2 Eßl.)

30 g Sojasprossen (Reformhaus)

gemahlener Ingwer

Chinagewürzmischung

5 g Maisstärke

10 g trockener Sherry oder Wasser (etwa 1 Eßl.)

Schmeckt wie beim »Chinesen«

Zubereitungszeit: etwa 50 Min.

Etwa: 1216 kJ/291 kcal
4,4 g EW · 21 g F · 18 g KH
9 mg Na · 692 mg K
56 mg Ca · 79 mg P

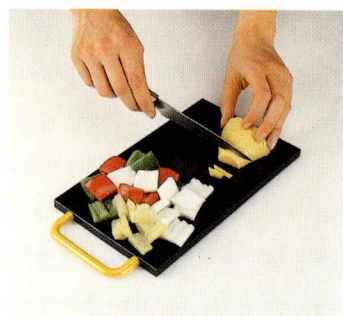

1. Die Bambussprossen in dünne Scheiben schneiden. Die Paprikaschoten und den Chinakohl in etwa 2 x 2 cm große Würfel schneiden. Die Ananas in feine Streifen schneiden.

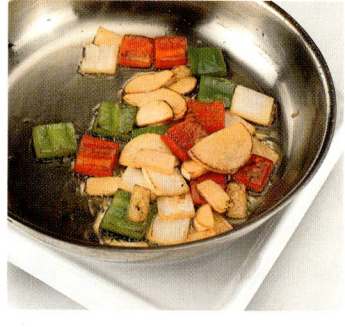

2. Das Sojaöl in einem Topf erhitzen und die Bambussprossen, die Paprika, den Chinakohl und die Ananas gut darin anbraten.

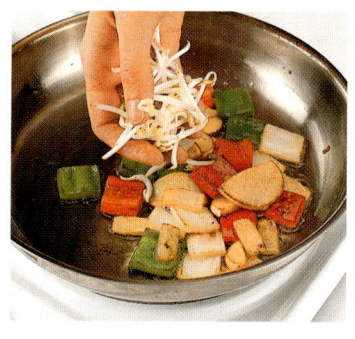

3. Die Sojasprossen dazugeben und so viel Wasser hinzufügen, daß das Gemüse und die Ananas gut bedeckt sind. Mit Ingwer und Chinagewürzmischung abschmecken und bei schwacher Hitze in etwa 15 Minuten garen. Das Gemüse sollte nicht zu weich werden, sondern »Biß« haben.

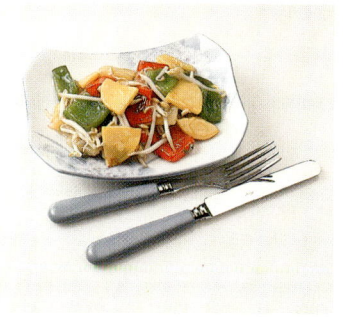

4. Die Stärke mit dem Sherry oder dem Wasser anrühren, zu dem Chop Suey geben und einmal aufkochen lassen.

Broccoli-cremesuppe

Sie können die Suppe vor dem Binden mit dem Pürierstab pürieren, dann wird sie noch feiner. Dann den restlichen Broccoli dazugeben und die Suppe binden.

100 g Broccoli, geputzt
10 g Zwiebel, geschält
20 g Butter
20 g Sonana Ren-o-mil Pulver
Muskatnuß, frisch gerieben
weißer Pfeffer, frisch gemahlen
5 g Maisstärke
20 g Sahne (etwa 2 Eßl.)
5 g Zitronensaft (etwa 1 Teel.)

Raffiniert

Zubereitungszeit: etwa 35 Min.

Etwa: 1485 kJ/355 kcal
5,1 g EW · 26 g F · 22 g KH
42 mg Na · 466 mg K
228 mg Ca · 105 mg P

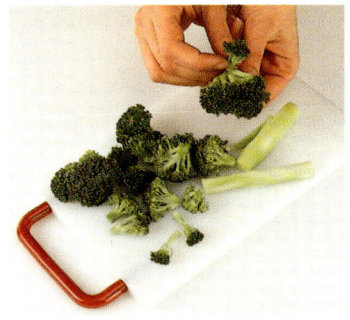

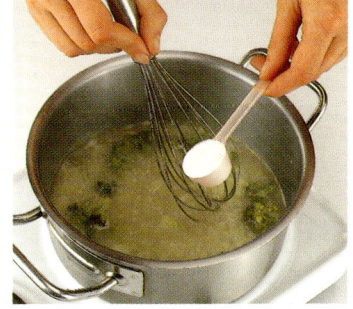

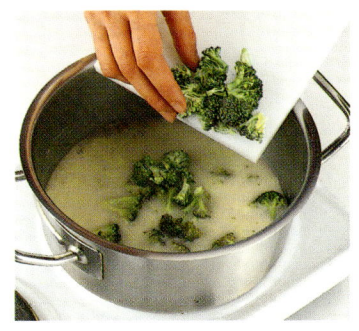

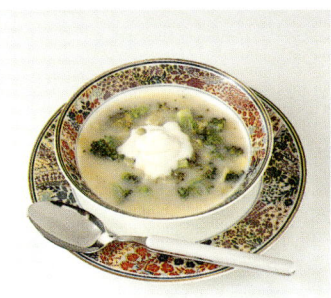

1. Den Broccoli in Stiele und Röschen trennen. Die Röschen fein zerpflücken. Dickere Stiele schälen. Alle Stiele kleinschneiden. Die Zwiebel fein würfeln.

2. Die Butter in einem Topf schmelzen und die Zwiebelwürfel darin bei mittlerer Hitze goldgelb rösten. Etwa 70 g Broccoli dazugeben und so viel Wasser hinzufügen, daß der Broccoli gut bedeckt ist. Das Sonana Ren-o-mil Pulver mit einem Schneebesen einrühren und mit Muskat und Pfeffer würzen.

3. Die Suppe zum Kochen bringen und bei schwacher Hitze etwa 15 Minuten kochen. Die restlichen 30 g Broccoli in die Suppe geben.

4. Um die Suppe zu binden, die Maisstärke mit wenig Wasser anrühren, in die Suppe einrühren und kurz aufkochen lassen. Zum Servieren die Sahne und den Zitronensaft an die Suppe geben.

Borschtsch

Eine Gemüsesuppe aus Rußland, deren Hauptzutaten rote Bete und Weißkohl sind.

80 g Weißkohl, geputzt
50 g Möhre, geputzt
30 g Knollensellerie, geputzt
20 g gut durchwachsener Speck, ohne Schwarte
10 g Sonnenblumenöl (etwa 1 Eßl.)
schwarzer Pfeffer, frisch gemahlen
½ Lorbeerblatt
100 g rote Beten, geputzt
½ Teel. Zitronensaft
40 g saure Sahne

Spezialität aus Rußland

Zubereitungszeit: etwa 40 Min.

Etwa: 1657 kJ/396 kcal
5,6 g EW · 34 g F · 16 g KH
151 mg Na · 824 mg K
143 mg Ca · 152 mg P

1. Den Weißkohl, die Möhre und den Sellerie in kleine Würfel schneiden.

2. Den Speck klein würfeln und mit dem Öl in einem Topf bei starker Hitze glasig braten.

3. Den Weißkohl, die Möhre, den Sellerie, Pfeffer und das halbe Lorbeerblatt dazugeben. Das Gemüse bei mittlerer Hitze zugedeckt etwa 10 Minuten kochen lassen.

4. Inzwischen die roten Beten fein raspeln, mit dem Zitronensaft beträufeln und etwa 2 Minuten ziehen lassen. Dann die roten Beten in den Topf geben

und den Borschtsch zugedeckt in etwa 10 Minuten garen.

5. In einem tiefen Teller mit der sauren Sahne servieren.

Tip!

Der Saft der roten Bete färbt sehr intensiv und dauerhaft. Deshalb zum Schälen am besten Gummihandschuhe anziehen.

Kartoffelsuppe mit Croûtons

200 g vorwiegend festkochende Kartoffeln, geschält
20 g Möhre, geputzt
20 g Knollensellerie, geputzt
20 g Lauch, geputzt
1 Zweig Majoran (oder 1 Messerspitze getrockneter)
20 g Sonnenblumenöl (etwa 2 Eßl.)
weißer Pfeffer, frisch gemahlen
Muskatnuß, frisch gerieben
20 g Sonana Ren-o-mil Pulver
20 g Sahne (etwa 2 Eßl.)
10 g Zwiebel, geschält
10 g Butter
20 g eiweißarmes Toastbrot

Raffiniert

Zubereitungszeit: etwa 45 Min.

Etwa: 2619 kJ/625 kcal
6 g E · 39 g F · 59 g KH
138 mg Na · 1115 mg K
174 mg Ca · 168 mg P

1. Die Kartoffeln, die Möhre und den Sellerie in kleine Würfel schneiden. Den Lauch in feine Ringe schneiden. Den Majoran waschen und die Blättchen von den Stielen zupfen.

2. Das Öl in einem Topf erhitzen und die Kartoffeln, die Möhren, den Sellerie und den Lauch dazugeben und kurz anbraten. So viel Wasser hinzufügen, daß das Gemüse gut bedeckt ist. Dann mit Pfeffer, dem Majoran und Muskat würzen.

3. Das Sonana Ren-o-mil mit einem Schneebesen einrühren und die Suppe bei schwacher Hitze und geschlossenem Deckel in etwa 20 Minuten garen.

4. Inzwischen die Sahne steif schlagen und beiseite stellen.

5. Die Zwiebel fein würfeln. Die Butter in einer Pfanne schmelzen und die Zwiebelwürfel darin goldgelb rösten.

6. Das Toastbrot toasten und in kleine Würfel schneiden.

7. Zum Servieren die steifgeschlagene Sahne unter die Suppe heben. Die Kartoffelsuppe mit den Zwiebel- und Toastbrotwürfeln bestreuen und sofort servieren.

Kartoffelsuppe mit Speck

200 g vorwiegend fest kochende
Kartoffeln, geschält
30 g Möhre, geputzt
30 g Knollensellerie, geputzt
30 g Lauch, geputzt
1 Zweig Majoran (oder 1 Messer-
spitze getrockneter)
1 kleiner Stengel Petersilie
20 g gut durchwachsener Speck,
ohne Schwarte
10 g Sonnenblumenöl (etwa 1 Eßl.)
Muskatnuß, frisch gerieben
schwarzer Pfeffer, frisch gemahlen

Preiswert

Zubereitungszeit: etwa 45 Min.

Etwa: 1702 kJ/406 kcal
6,2 g EW · 27 g F · 34 g KH
53 mg Na · 1166 mg K
86 mg Ca · 157 mg P

1. Die Kartoffeln, die Möhre und den Sellerie in kleine Würfel schneiden. Den Lauch in dünne Ringe schneiden. Den frischen Majoran waschen, trockenschütteln und die Blättchen abzupfen. Die Petersilie waschen und trockenschütteln.

2. Den Speck klein würfeln. Das Öl in einem Topf stark erhitzen und den Speck darin glasig braten.

3. Die Kartoffeln, die Möhre und den Sellerie dazugeben und bei mittlerer Hitze etwa 5 Minuten anbraten. So viel Wasser hinzufügen, daß das Gemüse bedeckt ist. Mit Mus-

kat, dem Majoran und Pfeffer würzen und zugedeckt bei schwacher Hitze in etwa 30 Minuten garen.

5. Die Petersilie abzupfen und fein hacken. Die Kartoffelsuppe mit der Petersilie bestreuen und servieren.

Minestrone

Eine üppige Gemüsesuppe, die in Italien in zahllosen Varianten serviert wird.

20 g Zwiebel, geschält
50 g Möhre, geputzt
50 g Paprikaschote, geputzt
50 g Zucchino, geputzt
50 g Bleichsellerie, geputzt
50 g Tomate
30 g Erbsen (frisch gepalt oder
tiefgefroren und aufgetaut)
20 g Olivenöl (etwa 2 Eßl.)
1 kleine Knoblauchzehe
20 g Reis
schwarzer Pfeffer, frisch gemahlen

Spezialität aus Italien

Zubereitungszeit: etwa 50 Min.

Etwa: 1364 kJ/316 kcal
6,6 g EW · 21 g F · 28 g KH
103 mg Na · 119 mg K
97 mg Ca · 146 mg P

1. Die Zwiebel fein würfeln. Die Möhre und die Paprikaschote in größere Würfel schneiden. Den Zucchino und den Bleichsellerie in Scheiben schneiden.

2. Die Tomate kurz überbrühen, kalt abschrecken und häuten. Den Stielansatz entfernen und die Tomate in kleine Würfel schneiden.

3. Das Olivenöl in einem Topf erhitzen und die Zwiebel, die Möhren, die Erbsen und die Paprikawürfel darin bei mittlerer Hitze anbraten. Den Knoblauch hineinpressen. Mit Pfeffer würzen. Dann so viel Wasser dazugeben, daß das Gemüse gut bedeckt ist. Die Suppe zum Kochen bringen.

4. Den Reis dazugeben und die Minestrone zugedeckt in etwa 20 Minuten bei schwacher Hitze garen.

Tip!

Wenn Sie weniger Wasser hinzufügen, erhalten Sie eine wohlschmeckende Gemüsemahlzeit. Dazu schmecken sehr gut Pellkartoffeln, Reis oder eiweißarme Teigwaren.

Griechischer Gemüsetopf

Dieser Eintopf ist sehr natriumreich. Wenn Sie sich streng kochsalzarm ernähren müssen, sollten Sie auf die Olive verzichten.

100 g Aubergine, geputzt
100 g Zucchino, geputzt
100 g vorwiegend festkochende Kartoffeln, geschält
50 g Zwiebel, geschält
1 kleine Knoblauchzehe
1 kleiner Zweig Oregano (oder ¼ Teel. getrockneter)
1 kleiner Zweig Thymian (oder ¼ Teel. getrockneter)
1 kleiner Stengel Petersilie
30 g Olivenöl (etwa 3 Eßl.)
weißer Pfeffer, frisch gemahlen
100 g Tomaten
10 g eiweißarmes Toastbrot
1 schwarze Olive

Braucht etwas Zeit

Zubereitungszeit: etwa 1 ¼ Std.

Etwa: 1657 kJ/463 kcal
7 g EW · 33 g F · 34 g KH
221 mg Na · 1302 mg K
86 mg Ca · 157 mg P

1. Den Backofen auf 150° (Gas Stufe 1½ –2) vorheizen. Die Aubergine und den Zucchino in Scheiben schneiden. Die Kartoffeln in Stifte schneiden. Den Knoblauch schälen. Die Zwiebel und den Knoblauch fein würfeln. Den Oregano, den Thymian und die Petersilie waschen und abzupfen.

2. Das Olivenöl in einem feuerfesten Topf erhitzen und die Zwiebel- und die Knoblauchwürfel darin bei mittlerer Hitze glasig braten.

3. Die Auberginen- und die Zucchinischeiben sowie die Kartoffelstifte dazugeben und so viel Wasser dazugießen, daß das Gemüse gut bedeckt ist. Mit dem Oregano, dem Thymian und Pfeffer würzen.

4. Den Topf mit dem Gemüse in den Backofen (Mitte) stellen und den Eintopf in etwa 45 Minuten garen.

5. Nach etwa 25 Minuten Garzeit die Tomate kurz überbrühen und kalt abschrecken. Die Tomate häuten und klein würfeln, dabei den Stielansatz entfernen.

6. Das Toastbrot toasten und in kleine Würfel schneiden. Die Olive entkernen und in dünne Scheiben schneiden. Die Petersilienblätter fein hacken.

7. Die Tomaten- und die Toastbrotwürfel, die Olivenscheiben und die Petersilie miteinander vermischen. Nach Ende der Backzeit unter das Gemüse heben. Den Eintopf noch etwa 10 Minuten im Backofen weitergaren, dann servieren.

Weißkohleintopf

20 g gut durchwachsener Speck, ohne Schwarte
30 g Zwiebel, geschält
200 g Weißkohl, geputzt
20 g Sonnenblumenöl (etwa 2 Eßl.)
1 gehäufter Teel. Tomatenmark
¼ Teel. Kümmel
weißer Pfeffer, frisch gemahlen
150 g Kartoffeln, geschält
etwa 1 Eßl. Essig

Preiswert

Zubereitungszeit: etwa 1¼ Std.

Etwa: 2080 kJ/496 kcal
7 g EW · 37 g F · 33 g KH
96 mg Na · 1302 mg K
126 mg Ca · 151 mg P

1. Den Speck fein würfeln. Die Zwiebel fein würfeln. Den Weißkohl in große Stücke schneiden.

2. Das Öl in einem Topf erhitzen und die Speck- und die Zwiebelwürfel darin bei mittlerer Hitze anbraten, bis sie glasig sind.

3. Den Weißkohl und das Tomatenmark dazugeben und bei mittlerer Hitze braten, bis der Weißkohl gut gebräunt ist.

4. Dann so viel Wasser hinzufügen, daß der Weißkohl davon bedeckt ist. Den Eintopf mit Kümmel und Pfeffer würzen und zugedeckt bei schwacher Hitze etwa 30 Minuten garen.

5. Inzwischen die Kartoffeln in kleine Würfel schneiden.

6. Dann die Kartoffelwürfel zum Weißkohl geben und weitere 20 Minuten garen.

7. Den Eintopf mit dem Essig abschmecken und bei Bedarf nochmals mit Pfeffer würzen.

Tip!

Zum Putzen den Weißkohlkopf vierteln und den Strunk keilförmig herausschneiden. Die äußeren Blätter braucht man meistens nicht zu entfernen.

Bohneneintopf

200 g grüne Bohnen, geputzt
100 g festkochende Kartoffeln, geschält
1 kleine Zwiebel (etwa 30 g), geschält
1 Zweig Bohnenkraut (oder
1 Messerspitze getrocknetes)
20 g Butter
schwarzer Pfeffer, frisch gemahlen
Muskatnuß, frisch gerieben

Braucht etwas Zeit

Zubereitungszeit: etwa 1¼ Std.

Etwa: 1265 kJ/301 kcal
7,3 g EW · 17 g F · 29 g KH
10 mg Na · 984 mg K
131 mg Ca · 154 mg P

1. Die Bohnen in etwa 2 cm lange Stücke schneiden. Die Kartoffeln in große Würfel schneiden. Die Zwiebel fein würfeln. Das Bohnenkraut waschen.

2. Die Butter in einem Topf schmelzen und die Zwiebelwürfel darin bei mittlerer Hitze braten, bis sie glasig sind. Die Bohnenstreifen, die Kartoffelwürfel und das Bohnenkraut dazugeben und so viel Wasser hinzufügen, daß das Gemüse bedeckt ist. Mit Pfeffer und Muskat würzen. Bei schwacher Hitze etwa 1 Stunde garen.

3. Den Bohnentopf in einem tiefen Teller servieren.

Variante:

Wer mag, kann den fertigen Eintopf auch pürieren oder stampfen.

Wirsingtopf

220 g Wirsing, geputzt
100 g festkochende Kartoffeln, geschält
30 g Zwiebel, geschält
15 g gut durchwachsener Speck, ohne Schwarte
15 g Sonnenblumenöl (etwa 1½ Eßl.)
schwarzer Pfeffer, frisch gemahlen
¼ Teel. Kümmel

Braucht etwas Zeit

Zubereitungszeit: etwa 1½ Std.

Etwa: 1672 kJ/399 kcal
9,6 g EW · 28 g F · 26 g KH
28 mg Na · 1102 mg K
120 mg Ca · 185 mg P

1. Den Backofen auf 175° (Gas Stufe 2–2½) vorheizen. Den Wirsing in etwa 2 x 2 cm große Stücke schneiden. Die Kartoffeln in große Würfel schneiden. Die Zwiebel und den Speck fein würfeln.

2. Das Öl in einem feuerfesten Topf mit Deckel erhitzen und die Speckwürfel darin bei starker Hitze anbraten. Dann die Zwiebelwürfel dazugeben und beides bei mittlerer Hitze glasig braten.

3. Den Wirsing und die Kartoffelwürfel dazugeben und mit so viel Wasser aufgießen, daß der Wirsing und die Kartoffeln knapp bedeckt sind. Mit Pfeffer und dem Kümmel würzen.

4. Den Topf fest verschließen und den Eintopf im Backofen (Mitte) in etwa 1 Stunde garen. Dann gut umrühren und eventuell nachwürzen.

KARTOFFELN, REIS UND NUDELN

Kartoffel-kroketten

250 g ungeschälte, vorwiegend
festkochende Kartoffeln

5 g Ei-Ersatz

40 ml Wasser

10 g Sonana Ren-o-mil Pulver

5 g Maisstärke

schwarzer Pfeffer, frisch gemahlen

Muskatnuß, frisch gerieben

etwa ½ l Sonnenblumenöl
(berechnet werden 20 g, die an
den Kroketten haften bleiben)

Kalorienreich

Zubereitungszeit: etwa 1 Std.

Etwa: 1708 kJ/408 kcal
4,6 g EW · 22 g F · 46 g KH
42 mg Na · 893 mg K
65 mg Ca · 109 mg P

1. Die Kartoffeln gut abbürsten
und in wenig Wasser in etwa
25 Minuten garen.

2. Die gekochten Kartoffeln
schälen, noch heiß durch eine
Kartoffelpresse drücken und abkühlen lassen. Davon 200 g
Kartoffelmasse abwiegen.

3. Den Ei-Ersatz mit dem
Wasser anrühren und quellen
lassen. Zusammen mit dem
Sonana Ren-o-mil Pulver, der
Maisstärke, Pfeffer und Muskat
zu den durchgepreßten Kartoffeln geben und alles zu einem
festen Teig verarbeiten.

4. Aus dem Teig mit feuchten
Händen fingerdicke Würstchen
oder kleine Kugeln formen.

5. Das Öl in einem Fritiertopf
oder einer großen Pfanne erhitzen und die Kroketten darin
goldbraun fritieren.

Tip!

Sie können die Kroketten
entweder als pikantes Ge-
richt zu Gemüse reichen
oder auch süß mit einem
Kompott.

Bunter Kartoffelsalat

250 g ungeschälte, festkochende
Kartoffeln

50 g Salatgurke, geschält

1 kleine Tomate (50 g)

10 g Zwiebel, geschält

20 g Sonnenblumenöl (etwa 2 Eßl.)

Essig

schwarzer Pfeffer, frisch gemahlen

2 g Schnittlauchröllchen

Läßt sich gut vorbereiten

Zubereitungszeit: etwa 1 Std.

Etwa: 1416 kJ/338 kcal
5,0 g EW · 20 g F · 34 g KH
14 mg Na · 1045 mg K
43 mg Ca · 120 mg P

1. Die Kartoffeln gründlich waschen und in wenig Wasser in
etwa 25 Minuten garen.

2. Die gekochten Kartoffeln
schälen, 200 g abwiegen, in
dünne Scheiben schneiden und
auskühlen lassen.

3. Inzwischen die Gurke halbieren und in dünne Scheiben
schneiden.

4. Die Tomate waschen und
halbieren. Die Kerne und den
Stielansatz entfernen und das
Fruchtfleisch in dünne Streifen
schneiden.

5. Die Zwiebel fein würfeln.

6. Die Kartoffeln, die Gurke
und die Tomate in eine Schüssel geben.

7. Aus der Zwiebel, dem Öl,
Essig, Pfeffer und den
Schnittlauchröllchen eine
Marinade anrühren, über den
Kartoffelsalat geben und alles
gut miteinander vermengen.

Variante:
Der Kartoffelsalat schmeckt
auch sehr gut, wenn Sie statt
der Gurke Endivien- oder Feld-
salat untermischen. Dafür den
Salat gründlich waschen und
gut abtropfen lassen. Den
Endiviensalat in feine Streifen
schneiden.

*Im Bild vorne: Kartoffelkroketten
Im Bild hinten: Bunter Kartoffelsalat*

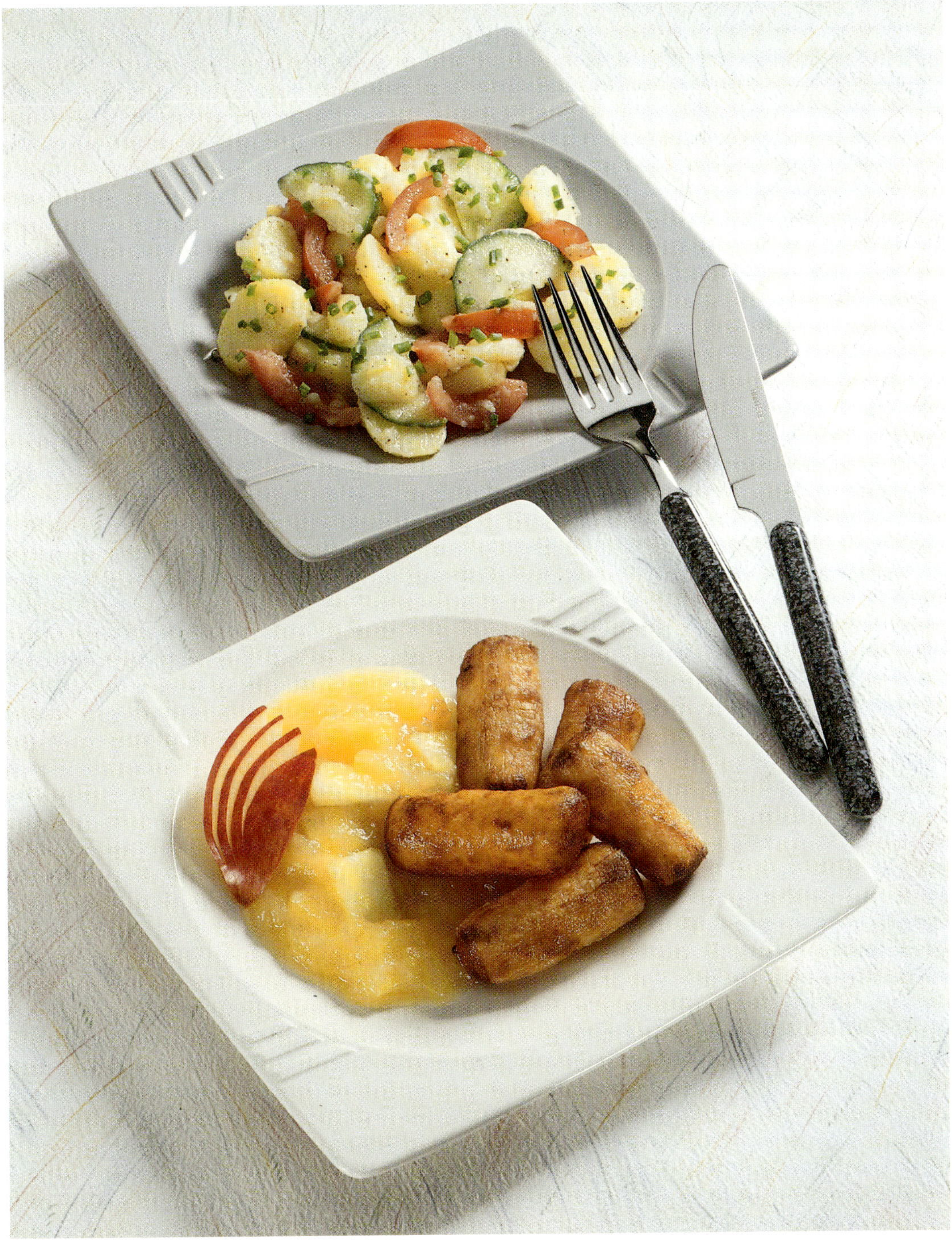

Kartoffelpüree mit brauner Butter

*250 g ungeschälte, mehlig-
kochendede Kartoffeln*
20 g Sahne (etwa 2 Eßl.)
25 g Sonana Ren-o-mil Pulver
schwarzer Pfeffer, frisch gemahlen
Muskatnuß, frisch gerieben
20 g Butter

Kalorienreich

Zubereitungszeit: etwa 45 Min.

Etwa: 1986 kJ/474 kcal
5,8 g EW · 27 g F · 49 g KH
37 mg Na · 919 mg K
154 mg Ca · 122 mg P

1. Die Kartoffeln gut abbürsten, in einem Topf mit kaltem Wasser aufsetzen und in etwa 30 Minuten garen. Dann die Kartoffeln abgießen, dabei vom Kochwasser 30 ml auffangen und beiseite stellen.

2. Die gekochten Kartoffeln schälen und durch eine Kartoffelpresse drücken. Davon 200 g abwiegen. Das aufgefangene Kochwasser, die Sahne, das Sonana Ren-o-mil Pulver, Pfeffer und Muskat dazugeben und alles mit einem Schneebesen kräftig durchschlagen.

3. Die Butter in einem kleinen Topf bräunen und über das fertige Kartoffelpüree geben.

Puszta-Puffer

200 g vorwiegend festkochende Kartoffeln, geschält
½ mittlere Zwiebel, geschält
50 g grüne Paprikaschote, geputzt
50 g rote Paprikaschote, geputzt
1 kleiner Zweig Oregano (oder
1 Messerspitze getrockneter)
5 g Ei-Ersatz
20 ml Wasser
10 g Sonana Ren-o-mil Pulver
5 g Maisstärke
schwarzer Pfeffer, frisch gemahlen
Paprikapulver
30 g Sonnenblumenöl

Raffiniert

Zubereitungszeit: etwa 40 Min.

Etwa: 2194 kJ/524 kcal
6,1 g EW · 33 g F · 50 g KH
45 mg Na · 1141 mg K
80 mg Ca · 144 mg P

1. Die Kartoffeln auf einer Rohkostreibe in eine Schüssel raspeln. Die Zwiebel und die Paprikaschoten klein würfeln und zu den geriebenen Kartoffeln geben. Den Oregano waschen, trockenschütteln und die Blättchen vom Stiel streifen.

2. Den Ei-Ersatz mit dem Wasser anrühren und quellen lassen. Dann mit dem Sonana Ren-o-mil Pulver, der Stärke, Pfeffer, Paprikapulver und dem Oregano zu den geriebenen Kartoffeln geben und gut verrühren.

3. Das Öl portionsweise in einer Pfanne erhitzen, den Teig löffelweise hineingeben und glattstreichen. Die Puffer bei mittlerer Hitze etwa 4 Minuten braten, bis sie sich auf der Unterseite lösen. Wenden und in etwa 4 Minuten fertigbraten.

Bratkartoffeln

350 g ungeschälte, vorwiegend festkochende Kartoffeln
20 g Zwiebel, geschält
20 g Sonnenblumenöl (etwa 2 Eßl.)
10 g Butter
schwarzer Pfeffer, frisch gemahlen
1 Zweig Majoran (oder 1 Messerspitze getrockneter)

Gelingt leicht

Zubereitungszeit: etwa 50 Min.

Etwa: 1985 kJ/474 kcal
6,4 g EW · 28 g F · 47 g KH
11 mg Na · 1365 mg K
33 mg Ca · 160 mg P

1. Die Kartoffeln gut abbürsten, mit kaltem Wasser aufsetzen und in etwa 30 Minuten garen.

2. Die Kartoffeln schälen, abkühlen lassen und in Scheiben schneiden, 300 g abwiegen. Die Zwiebel fein würfeln.

3. Das Sonnenblumenöl und die Butter in einer Pfanne erhitzen und die Zwiebelwürfel darin bei mittlerer Hitze goldgelb braten. Die Kartoffelscheiben, Pfeffer und den Majoran dazugeben. Die Kartoffeln unter Wenden bei mittlerer Hitze knusprig braten.

Himmel und Erde

200 g mehligkochende Kartoffeln, geschält
120 g Äpfel, geschält
50 g Zwiebeln, geschält
20 g gut durchwachsener Speck, ohne Schwarte
20 g Butter
15 g Sonana Ren-o-mil Pulver
schwarzer Pfeffer, frisch gemahlen
Muskatnuß, frisch gerieben

Spezialität aus dem Rheinland

Zubereitungszeit: etwa 50 Min.

Etwa: 2490 kJ/595 kcal
6,7 g EW · 36 g F · 58 g KH
32 mg Na · 1156 mg K
113 mg Ca · 144 mg P

1. Die Kartoffeln in große Würfel schneiden. Mit Wasser aufsetzen und in etwa 20 Minuten garen.

2. Inzwischen die Äpfel ebenfalls in große Würfel schneiden. Zu den Kartoffeln geben und weitere 10 Minuten garen.

3. Während die Äpfel und Kartoffeln garen, die Zwiebel in Ringe schneiden und den Speck fein würfeln.

4. Die Speckwürfel bei starker Hitze in einer Pfanne auslassen, die Hitze reduzieren und 10 g Butter dazugeben. Die Zwiebelringe darin bei mittlerer Hitze goldgelb dünsten und warm halten.

5. Zu der Kartoffel-Apfel-Masse das Sonana Ren-o-mil Pulver und die restliche Butter geben, mit Pfeffer und Muskat würzen und alles kräftig durchrühren oder mit dem Kartoffelstampfer fein zerdrücken.

6. Zum Servieren die Zwiebelringe und die Speckwürfel über »Himmel und Erde« geben.

Variante:

Wer die Zutaten nicht vermischt mag, kann aus den Apfel Apfelmus und aus den Kartoffeln Püree zubereiten. Mus und Püree nebeneinander auf einem Teller anrichten und den Speck und die Zwiebeln darauf verteilen.

Kartoffel-puffer

300 g vorwiegend festkochende Kartoffeln, geschält
30 g Zwiebel, geschält
5 g Ei-Ersatz
20 ml Wasser
10 g Sonana Ren-o-mil Pulver
5 g Maisstärke
schwarzer Pfeffer, frisch gemahlen
Muskatnuß, frisch gerieben
30 g Sonnenblumenöl

Kalorienreich

Zubereitungszeit: etwa 40 Min.

Etwa: 2408 kJ/575 kcal
6,9 g EW · 32 g F · 62 g KH
46 mg Na · 1371 mg K
79 mg Ca · 168 mg P

1. Die Kartoffeln und die Zwiebel auf einer Rohkostreibe in eine Schüssel raspeln.

2. Den Ei-Ersatz mit dem Wasser anrühren und quellen lassen. Mit dem Sonana Ren-o-mil Pulver, der Maisstärke, Pfeffer und Muskat zu den Kartoffeln und Zwiebeln geben und alles gut verrühren.

3. Das Öl portionsweise in einer Pfanne erhitzen, den Teig löffelweise hineingeben und glattstreichen. Die Puffer bei mittlerer Hitze etwa 4 Minuten braten, bis sie sich von der Pfanne lösen. Wenden und in etwa 4 Minuten fertigbraten.

Tip!

Dazu schmeckt ein Salat der Saison oder Apfelmus (Seite 78), je nach Geschmack.
Den Kartoffelteig können Sie besonders schnell im Mixer zubereiten. Am besten geben Sie die Kartoffeln und die restlichen Zutaten nach und nach in den Mixer. Die Masse können Sie dann direkt in das heiße Öl gießen.

Schupfnudeln

Eine Spezialität aus dem Schwäbischen, wo sie oft auch süß zubereitet werden.

350 g ungeschälte, mehlig-
kochende Kartoffeln
10 g Ei-Ersatz
40 ml Wasser
10 g Sonana Ren-o-mil Pulver
10 g Maisstärke
schwarzer Pfeffer, frisch gemahlen
Muskatnuß, frisch gerieben
20 g Butter

Kalorienreich

Zubereitungszeit: etwa 1 Std.

Etwa: 2046 kJ/489 kcal
6,9 g EW · 19 g F · 69 g KH
72 mg Na · 1343 mg K
76 mg Ca · 171 mg P

1. Die Kartoffeln gut abreiben, mit wenig Wasser aufsetzen und in etwa 25 Minuten garen.

2. Die gekochten Kartoffeln schälen, noch heiß durch eine Kartoffelpresse drücken und abkühlen lassen. Davon dann 300 g abwiegen.

3. In einem hohen Topf etwa halbhoch eingefülltes Wasser zum Kochen bringen.

4. Inzwischen den Ei-Ersatz mit dem Wasser anrühren und quellen lassen. Zusammen mit dem Sonana Ren-o-mil Pulver, der Maisstärke, Pfeffer und Muskat zu den durchgepreßten Kartoffeln geben und alles zu einem festen Teig kneten.

5. Aus der Kartoffelmasse mit nassen Händen fingerdicke Würstchen formen und in das kochende Wasser legen. Etwa 5 Minuten im heißen Wasser ziehen lassen, bis die Schupfnudeln an die Oberfläche kommen. Die Schupfnudeln mit einem Schaumlöffel aus dem Topf nehmen und gut abtropfen lassen.

6. Die Butter in einer großen Pfanne bei schwacher Hitze schmelzen und die Schupfnudeln darin goldbraun braten.

Tip!
Die Schupfnudeln passen besonders gut zu Sauerkraut oder Ananaskraut (Seite 45).

Kartoffelplätzchen

350 g ungeschälte, vorwiegend
festkochende Kartoffeln
1 kleiner Zweig Majoran (oder
1 Messerspitze getrockneter)
10 g Ei-Ersatz
40 ml Wasser
10 g Sonana Ren-o-mil Pulver
schwarzer Pfeffer, frisch gemahlen
Muskatnuß, frisch gerieben
30 g Butter

Gut vorzubereiten

Zubereitungszeit: etwa 1 Std.

Etwa: 2216 kJ/529 kcal
7 g EW · 28 g F · 61 g KH
72 mg Na · 1344 mg K
77 mg Ca · 170 mg P

1. Die Kartoffeln gut abbürsten, in einem Topf mit kaltem Wasser aufsetzen und in etwa 25 Minuten garen.

2. Dann die Kartoffeln abgießen, schälen und noch heiß durch eine Kartoffelpresse drücken. 300 g abwiegen.

3. Den Majoran waschen, trockenschwenken und abzupfen. Den Ei-Ersatz mit dem Wasser anrühren und quellen lassen. Zusammen mit dem Sonana Ren-o-mil Pulver, Pfeffer, Muskat und dem Majoran unter die durchgepreßten Kartoffeln mischen.

4. Den Teig durchkneten und daraus zwei Plätzchen formen.

5. Die Butter in einer Pfanne erhitzen und darin die Plätzchen bei mittlerer Hitze von beiden Seiten goldbraun braten.

Tip!
Die Kartoffelplätzchen schmecken gut mit Apfelmus (Seite 78) oder mit Tomatensauce (Seite 40).

Im Bild hinten: Schupfnudeln
Im Bild vorne: Kartoffelplätzchen

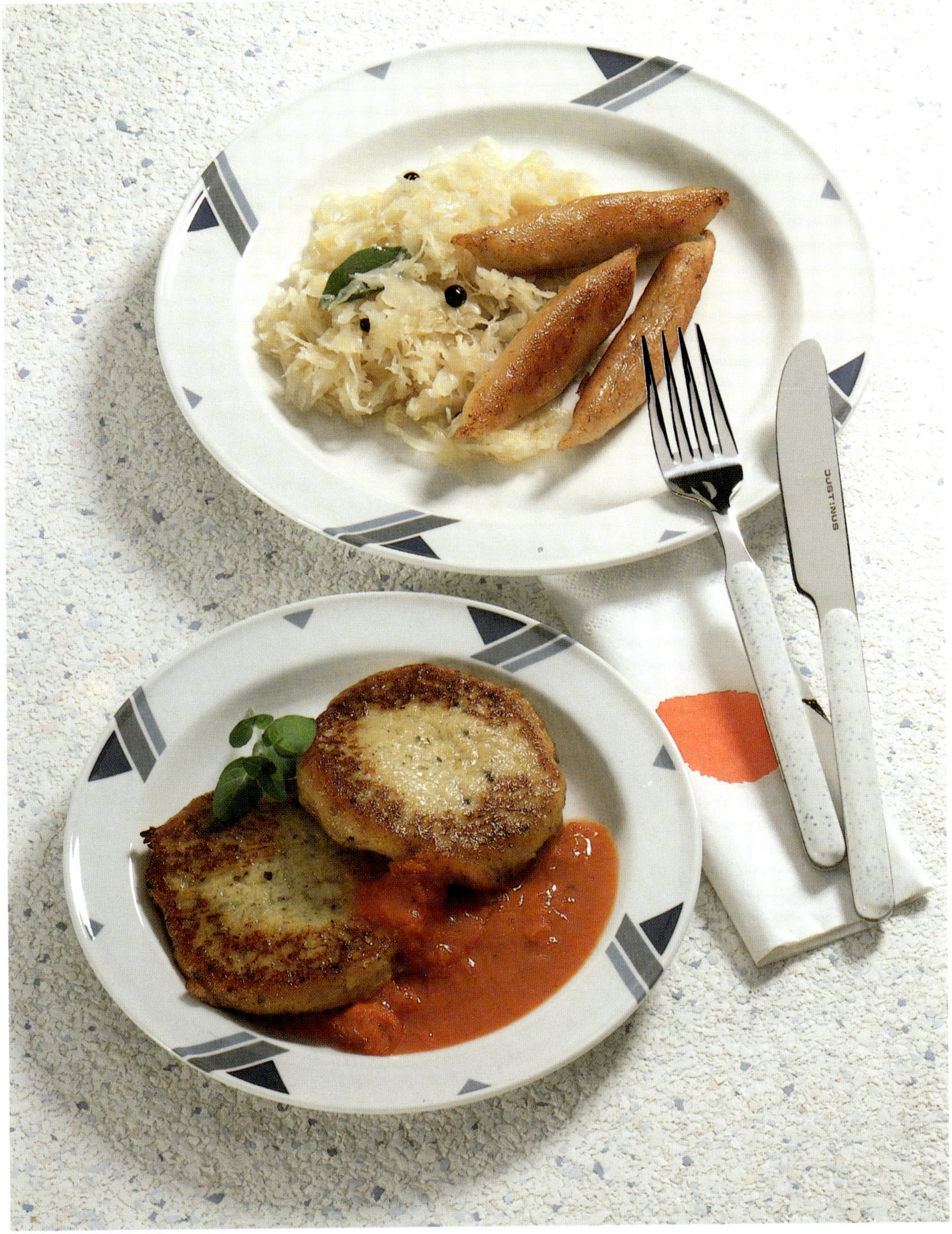
JUSTINUS

Rösti

300 g festkochende Kartoffeln,
geschält
20 g gut durchwachsener Speck,
ohne Schwarte
20 g Zwiebel, geschält
20 g Sonnenblumenöl (etwa 2 Eßl.)
schwarzer Pfeffer, frisch gemahlen
Muskatnuß, frisch gerieben

Spezialität aus der Schweiz

Zubereitungszeit: etwa 50 Min.

Etwa: 2305 kJ/551 kcal
7,1 g EW · 36 g F · 47 g KH
15 mg Na · 1367 mg K
32 mg Ca · 161 mg P

1. Die Kartoffeln grob raspeln.
Den Speck und die Zwiebel
fein würfeln.

2. Die Speckwürfel in einer
Pfanne bei mittlerer Hitze auslassen, dann die Zwiebelwürfel
zugeben und goldgelb braten.

3. Die Speck- und die Zwiebelwürfel zu den Kartoffeln geben,
mit Pfeffer und Muskat würzen
und alles durchkneten.

4. Das Sonnenblumenöl in
einer Pfanne erhitzen, die
Kartoffelmasse etwa 1 cm dick
in die Pfanne füllen und zugedeckt bei schwacher Hitze
etwa 15 Minuten garen.

5. Den Deckel abnehmen. Die
Rösti auf den Deckel gleiten lassen und umgekehrt in die Pfanne stürzen. Auf der anderen
Seite bei starker Hitze braten.

Béchamel-kartoffeln

300 g ungeschälte,
mehligkochende Kartoffeln
10 g Zwiebel, geschält
20 g Butter
20 g Sonana Ren-o-mil Pulver
50 g Sahne (etwa 5 Eßl.)
schwarzer Pfeffer, frisch gemahlen
Muskatnuß, frisch gerieben
10 g Maisstärke

Als Hauptgericht

Zubereitungszeit: etwa 50 Min.

Etwa: 2580 kJ/616 kcal
7,3 g EW · 36 g F · 63 g KH
45 mg Na · 1190 mg K
161 mg Ca · 172 mg P

1. Die Kartoffeln gut abbürsten,
in einem Topf mit kaltem Wasser aufsetzen und in etwa
25 Minuten garen. Dann die
Kartoffeln abgießen.

2. Die gekochten Kartoffeln
schälen und in Scheiben
schneiden. 300 g abwiegen
und warm halten.

3. Die Zwiebel fein würfeln.
Die Butter in einem Topf
zerlassen und die Zwiebelwürfel darin bei mittlerer Hitze
glasig dünsten.

4. Die Zwiebeln mit 150 ml
warmem Wasser ablöschen
und das Sonana Ren-o-mil Pulver mit ei- nem Schneebesen
unterrühren. Die Sahne dazugeben und die Sauce mit Pfeffer und Muskat kräftig würzen.

5. Die Maisstärke mit wenig
Wasser anrühren, unter die
Sauce rühren und kurz aufkochen lassen. Je nach Geschmack nochmals ab-
schmecken.

6. Die Kartoffelscheiben in die
Béchamelsauce geben und vor
dem Servieren etwa 5 Minuten
darin ziehen lassen.

Variante:

Sie können die Béchamelsauce
auch mit Essig abschmecken.

Knödel aus gekochten Kartoffeln

Zutaten für 2 Knödel:
350 g ungeschälte, mehligkochende Kartoffeln
1 Zweig Majoran (oder 1 Messerspitze getrockneter)
10 g Ei-Ersatz
40 ml Wasser
10 g Maisstärke
20 g Sonana Ren-o-mil Pulver
schwarzer Pfeffer, frisch gemahlen
Muskatnuß, frisch gerieben
10 g eiweißarmes Toastbrot
10 g Butter

Braucht etwas Zeit

Zubereitungszeit: etwa 1¼ Std.

Etwa: 2024 kJ/488 kcal
7,4 g EW · 13 g F · 82 g KH
119 mg Na · 1350 mg K
122 mg Ca · 176 mg P

1. Die Kartoffeln gut abbürsten, in wenig Wasser aufsetzen und in etwa 25 Minuten garen.

2. Die gekochten Kartoffeln schälen und noch heiß durch eine Kartoffelpresse drücken. 300 g abwiegen. Den Majoran waschen, trockenschütteln und die Blättchen vom Stiel abzupfen.

3. Den Ei-Ersatz mit dem Wasser anrühren und quellen lassen. Mit der Maisstärke, dem Sonana Ren-o-mil Pulver, Pfeffer, Muskat und dem Majoran zu den Kartoffeln geben. Alles mit den Händen zu einem Teig kneten.

4. Das Toastbrot in kleine Würfel schneiden. Die Butter in einer Pfanne erhitzen und die Brotwürfel bei mittlerer Hitze goldgelb rösten. Die Brotwürfel beiseite stellen.

5. In einem breiten Topf etwa 1 l Wasser zum Kochen bringen. Aus dem Kartoffelteig zwei Knödel formen. Jeweils in die Mitte eine Vertiefung drükken, mit Brotwürfeln füllen und mit Kartoffelteig wieder verschließen.

6. Die Knödel ins kochende Wasser geben und bei schwacher Hitze im offenen Topf etwa 25 Minuten ziehen lassen. Dann die Knödel mit einer Schaumkelle herausnehmen und abtropfen lassen. Zu den Knödeln schmeckt Silberzwiebelsauce (Seite 42) gut.

Tip!

Als Faustregel zur Garzeit läßt sich sagen, daß Knödel gar sind, wenn sie im Wasser nach oben steigen.

Rohe Kartoffelklöße

Zutaten für 2 Knödel:

300 g mehligkochende Kartoffeln, geschält

1 Zweig Majoran (oder 1 Messerspitze getrockneter)

10 g Ei-Ersatz

40 ml Wasser

10 g Maisstärke

20 g Sonana Ren-o-mil Pulver

schwarzer Pfeffer, frisch gemahlen

Muskatnuß, frisch gerieben

10 g eiweißarmes Toastbrot

10 g Butter

Deftig

Zubereitungszeit: etwa 1¼ Std.

Etwa: 2042 kJ/488 kcal
7,4 g EW · 13 g F · 82 g KH
119 mg Na · 1350 mg K
122 mg Ca · 176 mg P

1. Die Kartoffeln auf einer Rohkostreibe raspeln, in ein Leinentuch geben und gut ausdrükken. Den Majoran waschen, trockenschütteln und die Blättchen abzupfen.

2. Den Ei-Ersatz mit dem Wasser anrühren und quellen lassen. Dann mit der Maisstärke, dem Sonana Ren-o-mil Pulver, Pfeffer, Muskat und dem Majoran zu den Kartoffeln geben. Alles mit den Händen zu einem Teig kneten.

3. Das Toastbrot in kleine Würfel schneiden. Die Butter in einer Pfanne erhitzen und die Brotwürfel bei mittlerer Hitze goldgelb rösten. Dann beiseite stellen.

4. In einem großen Topf etwa 1 l Wasser zum Kochen bringen. Aus dem Kartoffelteig zwei Knödel formen. Jeweils in die Mitte eine Vertiefung drükken, mit den Brotwürfeln füllen und mit Kartoffelteig wieder verschließen.

5. Die Knödel ins kochende Wasser geben und bei schwacher Hitze im offenen Topf etwa 20 Minuten ziehen lassen. Dann die Knödel mit einer Schaumkelle herausnehmen und abtropfen lassen.

Kartoffel-knödel mit süßen Bröseln

Zutaten für 2 Knödel:

350 g ungeschälte, vorwiegend festkochende Kartoffeln

10 g Ei-Ersatz

40 ml Wasser

10 g Maisstärke

20 g Sonana Ren-o-mil Pulver

schwarzer Pfeffer, frisch gemahlen

Muskatnuß, frisch gerieben

10 g Butter

20 g eiweißarmes Paniermehl

10 g Zucker

Zimtpulver

Braucht etwas Zeit

Zubereitungszeit: etwa 1¼ Std.

Etwa: 2428 kJ/580 kcal
7,4 g EW · 14 g F · 104 g KH
87 mg Na · 1403 mg K
122 mg Ca · 191 mg P

1. Die Kartoffeln gut abbürsten, in wenig Wasser aufsetzen und in etwa 25 Minuten garen.

2. Die gekochten Kartoffeln schälen und noch heiß durch eine Kartoffelpresse drücken. 300 g abwiegen.

3. Den Ei-Ersatz mit dem Wasser anrühren und quellen lassen. Dann mit der Maisstärke, dem Sonana Ren-o-mil Pulver, Pfeffer und Muskat zu den Kartoffeln geben. Alles mit den Händen zu einem Teig kneten.

4. In einem großen Topf etwa 1 l Wasser erhitzen. Aus dem Kartoffelteig zwei Knödel formen und ins kochende Wasser geben. Bei schwacher Hitze im offenen Topf etwa 25 Minuten ziehen lassen.

5. Gegen Ende der Garzeit die Butter in einer Pfanne zerlassen. Das Paniermehl und den Zucker dazugeben und kurz anrösten, bis der Zucker geschmolzen ist. Mit Zimt abschmecken.

6. Die fertigen Knödel mit einer Schaumkelle aus dem Wasser nehmen, abtropfen lassen und mit den Bröseln bestreut servieren. Dazu schmeckt Kompott.

Bunte Kartoffel-pfanne

300 g ungeschälte, festkochende Kartoffeln

½ mittlere Zwiebel, geschält

50 g grüne Paprikaschote, geputzt

50 g rote Paprikaschote, geputzt

20 g gut durchwachsener Speck, ohne Schwarte

50 g Möhre, geputzt

20 g Sonnenblumenöl (etwa 2 Eßl.)

schwarzer Pfeffer, frisch gemahlen

Paprikapulver

Gut vorzubereiten

Zubereitungszeit: etwa 1¼ Std.

Etwa: 2296 kJ/549 kcal
7,9 g EW · 37 g F · 45 g KH
45 mg Na · 1503 mg K
56 mg Ca · 180 mg P

1. Die Kartoffeln gut abbürsten, in einem Topf mit kaltem Wasser aufsetzen und in etwa 25 Minuten kochen.

2. Die gekochten Kartoffeln schälen, abkühlen lassen und in Scheiben schneiden. 250 g abwiegen.

3. Die Zwiebel, die Paprikaschoten und den Speck in kleine Würfel schneiden. Die Möhre ebenfalls klein würfeln.

4. Das Sonnenblumenöl in einer großen Pfanne erhitzen, die Speckwürfel bei mittlerer Hitze darin auslassen und dann die Zwiebelwürfel darin goldgelb braten. Die Paprika- und die Möhrenwürfel dazugeben und etwa 10 Minuten bei mittlerer Hitze dünsten.

5. Die Kartoffelscheiben, Pfeffer und Paprikapulver dazugeben und unter häufigem Wenden knusprig braten.

Bild oben:
Kartoffelknödel mit süßen Bröseln
Bild unten: Bunte Kartoffelpfanne

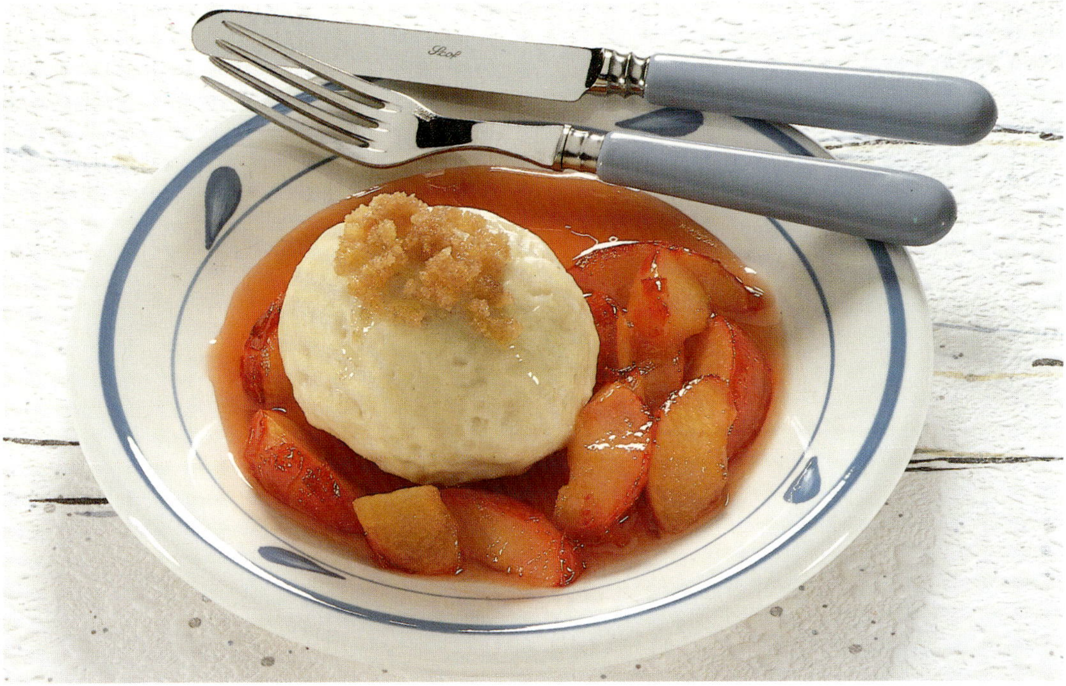

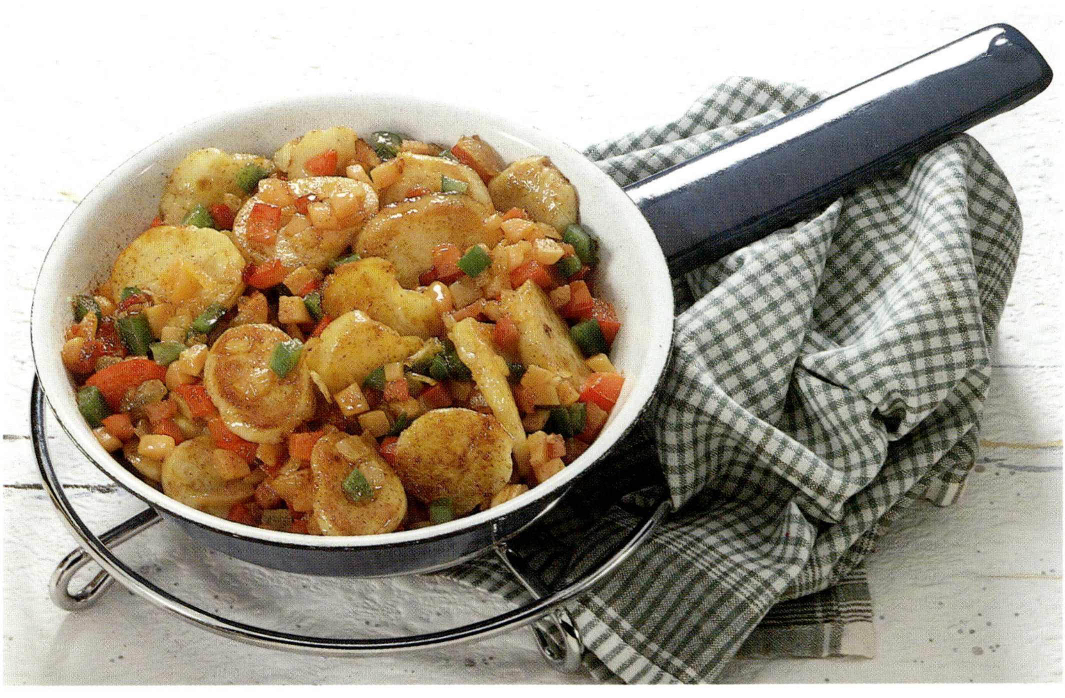

Exotischer Kartoffel- auflauf

300 g ungeschälte, vorwiegend
festkochende Kartoffeln

50 g Zwiebel, geschält

50 g Sahne (etwa 5 Eßl.)

50 g Sonana Ren-o-mil Pulver

Currypulver

schwarzer Pfeffer, frisch gemahlen

125 g Äpfel, geschält

25 g Butter

Raffiniert

Zubereitungszeit: etwa 1¼ Std.

Etwa 2946 kJ/704 kcal
8,4 g EW · 41 g F · 73 g KH
52 mg Na · 1439 mg K
188 mg Ca · 201 mg P

1. Die Kartoffeln in wenig kaltem Wasser aufsetzen und in etwa 20 Minuten nicht ganz gar kochen.

2. Inzwischen die Zwiebel in kleine Würfel schneiden.

3. Die Sahne mit dem Sonana Ren-o-mil Pulver, Curry und Pfeffer verrühren.

4. Die Kartoffeln abgießen, schälen und in Scheiben schneiden. 250 g abwiegen. Die Äpfel ebenfalls in Scheiben schneiden.

5. Den Backofen auf 200° (Gas Stufe 2½–3) vorheizen. Eine flache Auflaufform mit 5 g Butter einfetten.

6. 10 g Butter zerlassen und die Zwiebelwürfel darin bei mittlerer Hitze braten, bis sie goldbraun sind.

7. Nun immer eine Lage Kartoffelscheiben, Zwiebelwürfel mit etwas gewürzter Sahne sowie die Apfelscheiben in die Auflaufform schichten. Die letzte Schicht sollte aus Kartoffeln bestehen.

8. Die restliche Sahnesauce darüber gießen, und die restliche Butter in Flöckchen darauf setzen. Im Backofen (Mitte) etwa 30 Minuten überbacken.

Kartoffel- knödel mit Krautfüllung

Zutaten für 2 Knödel:

350 g ungeschälte, mehlig- kochende Kartoffeln

1 Zweig Majoran (oder 1 Messerspitze getrockneter)

1 Stengel Petersilie

10 g Ei-Ersatz · 40 ml Wasser

10 g Maisstärke

20 g Sonana Ren-o-mil Pulver

schwarzer Pfeffer, frisch gemahlen

Muskatnuß, frisch gerieben

Für die Füllung:

10 g Zwiebel, geschält

10 g gut durchwachsener Speck, ohne Schwarte

50 g abgetropftes Sauerkraut

10 g Schweineschmalz

Braucht etwas Zeit

Zubereitungszeit: etwa 1¼ Std.

Etwa 2684 kJ/641 kcal
8,6 g EW · 24 g F · 95 g KH
267 mg Na · 1564 mg K
147 mg Ca · 216 mg P

1. Die Kartoffeln gut abbürsten, in kaltem Wasser aufsetzen und in etwa 30 Minuten garen.

2. Inzwischen die Füllung zubereiten. Hierfür die Zwiebel und den Speck in feine Würfel schneiden. Das Sauerkraut kleinschneiden.

3. Die Speckwürfel bei mittlerer Hitze in einer Pfanne auslassen, das Schmalz dazugeben und die Zwiebelwürfel darin goldgelb rösten. Das Sauerkraut dazugeben und etwa 20 Minuten dünsten. Dann das Sauerkraut beiseite stellen.

4. Den Majoran und die Petersilie waschen und trockenschütteln. Die Majoranblättchen vom Stiel abzupfen und die Petersilie fein hacken.

5. Die gekochten Kartoffeln schälen und noch heiß durch eine Kartoffelpresse drücken. 300 g abwiegen.

6. Den Ei-Ersatz mit dem Wasser anrühren und quellen lassen. Dann mit der Maisstärke, dem Sonana Ren-o-mil Pulver, Pfeffer, Muskat, dem Majoran und der Petersilie zu den durchgepreßten Kartoffeln geben. Alle Zutaten mit den Händen zu einem Teig kneten.

7. In einem Topf etwa 1 l Wasser zum Kochen bringen.

Aus dem Kartoffelteig zwei Knödel formen. Jeweils in die Mitte eine Vertiefung drücken, die Füllung hineingeben und mit Kartoffelteig wieder verschließen. Die Knödel ins kochende Wasser geben und bei schwacher Hitze im offenen Topf etwa 25 Minuten ziehen lassen.

8. Dann die Knödel mit einer Schaumkelle aus dem Wasser nehmen und abtropfen lassen.

Kartoffel- gulasch

200 g vorwiegend festkochende Kartoffeln, geschält
50 g grüne Paprikaschote, geputzt
50 g Möhre, geputzt
50 g Lauch, geputzt
30 g Zwiebel, geschält
20 g Sonnenblumenöl (etwa 2 Eßl.)
20 g Tomatenmark
1 Lorbeerblatt
Pfeffer, frisch gemahlen
Paprikapulver, edelsüß
50 ml Weißwein (oder Wasser)
20 g Sonana Ren-o-mil Pulver
20 g Sahne (etwa 2 Eßl.)

Kalorienreich

Zubereitungszeit: etwa 45 Min.

Etwa: 2445 kJ/584 kcal
9,1 g EW · 31 g F · 58 g KH
187 mg Na · 1742 mg K
241 mg Ca · 203 mg P

1. Die Kartoffeln in grobe Würfel schneiden. Die Paprikaschote und die Möhre in kleine Würfel schneiden. Den Lauch gut waschen und in Ringe schneiden. Die Zwiebel fein würfeln.

2. Das Öl in einem Topf erhitzen und die Kartoffel-, die Möhren- und die Paprikawürfel, den Lauch und die Zwiebelwürfel darin bei mittlerer Hitze anbraten.

3. Das Tomatenmark, das Lorbeerblatt, Pfeffer und Paprikapulver dazugeben und mit anbraten. Mit dem Weißwein oder dem Wasser ablöschen und bei geöffnetem Topf weiterschmoren, bis die Flüssigkeit um etwa die Hälfte reduziert ist.

4. Dann so viel Wasser zugießen, daß das Gemüse gut bedeckt ist. Bei schwacher Hitze in etwa 25 Minuten garen.

5. Zum Schluß das Sonana Ren-o-mil Pulver mit einem Schneebesen unterrühren und das Kartoffelgulasch mit der Sahne verfeinern.

Variante:
Zum Kartoffelgulasch schmekken auch eiweißreduzierte Spaghetti. Dann sollten Sie aber nur eine halbe Portion Gulasch essen. 50 g eiweißreduzierte Spaghetti in reichlich Wasser nach Vorschrift auf der Packung garen, möglichst nicht zu weich. Die Spaghetti in einem Sieb abtropfen lassen und so lange kalt abspülen, bis das Wasser klar bleibt. In einem

Topf 10 g Butter zerlassen und die Spaghetti darin schwenken. Wenn Sie das Kartoffelgulasch mit eiweißreduzierten Spaghetti kombinieren, verändert sich der Nährstoffgehalt. Die Portion enthält dann etwa:
2328 kJ/553 kcal
5,7 g EW · 25 g F · 72 g KH
112 mg Na · 893 mg K
122 mg Ca · 187 mg P

Curryreis mit Rosinen

10 g Zwiebel, geschält
20 g Butter
30 g Reis
30 ml Weißwein oder Wasser
(etwa 3 Eßl.)
60 ml Wasser
½ Teel. Currypulver
schwarzer Pfeffer, frisch gemahlen
10 g kernlose Rosinen
10 g Sonana Ren-o-mil Pulver

Schnell
Exotisch

Zubereitungszeit: etwa 25 Min.

Etwa: 1480 kJ/353 kcal
3,1 g EW · 18 g F · 38 g KH
15 mg Na · 167 mg K
60 mg Ca · 60 mg P

1. Die Zwiebel fein würfeln.

2. Die Butter in einem Topf zerlassen und die Zwiebelwürfel darin bei mittlerer Hitze glasig dünsten.

3. Den Reis dazugeben und kurz mitdünsten. Mit dem Wein und dem Wasser aufgießen, Currypulver und Pfeffer zugeben und den Reis bei schwacher Hitze in etwa 20 Minuten garen.

4. Inzwischen die Rosinen waschen, abtropfen lassen und kurz vor Ende der Garzeit unter den Reis mischen.

5. Das Sonana Ren-o-mil Pulver unter den fertigen Reis rühren.

Pikanter Bananenreis

30 g Reis
50 g Banane, geschält
20 g Butter
30 ml Weißwein oder Wasser
(etwa 3 Eßl.)
Cayennepfeffer
2 Safranfäden
10 g Sonana Ren-o-mil Pulver

Raffiniert

Zubereitungszeit: etwa 25 Min.

Etwa: 1518 kJ/363 kcal
3,3 g EW · 18 g F · 40 g KH
13 mg Na · 255 mg K
58 mg Ca · 59 mg P

1. Den Reis in reichlich Wasser bei schwacher Hitze etwa 15 Minuten kochen, abgießen und mit kaltem Wasser abschrecken.

2. Die Banane in Scheiben schneiden.

3. Die Butter in einem Topf zerlassen, den gekochten Reis, die Bananenscheiben, den Weißwein oder das Wasser sowie Cayennepfeffer und den Safran zugeben. Das Ganze vorsichtig umrühren.

4. Das Sonana Ren-o-mil Pulver gut unterrühren und den Bananenreis bei schwacher Hitze in etwa 5 Minuten fertiggaren.

Tip!

Reis ist ein wichtiges Grundnahrungsmittel und in vielen Sorten im Handel. Langkornreis hat harte Körner, die sich trocken und körnig kochen. Er schmeckt als Beilage und als Suppeneinlage. Rundkornreis kocht sich dagegen klebrig und ist für Füllungen und Süßspeisen geeignet. Ein Risotto gelingt jedoch am besten mit italienischem Rundkornreis. Naturreis enthält zwar noch alle wichtigen Nährstoffe. Aber wegen seines hohen Phosphorgehaltes sollten ihn Nierenkranke nicht essen. Für Nierenkranke eignet sich parboiled Reis viel besser, weil er wenig Phosphor enthält. Zudem enthält er wichtige Nährstoffe, die durch ein Spezialverfahren in das Innere des Korns gepreßt wurden. Geschälter oder weißer Reis hat einen geringen Vitamin- und Eisengehalt. Schnellkochreis wurde vorgegart und getrocknet, wodurch sich seine Garzeit auf 3 – 5 Minuten verringert.

Im Bild hinten: Curryreis mit Rosinen
Im Bild vorne: Pikanter Bananenreis

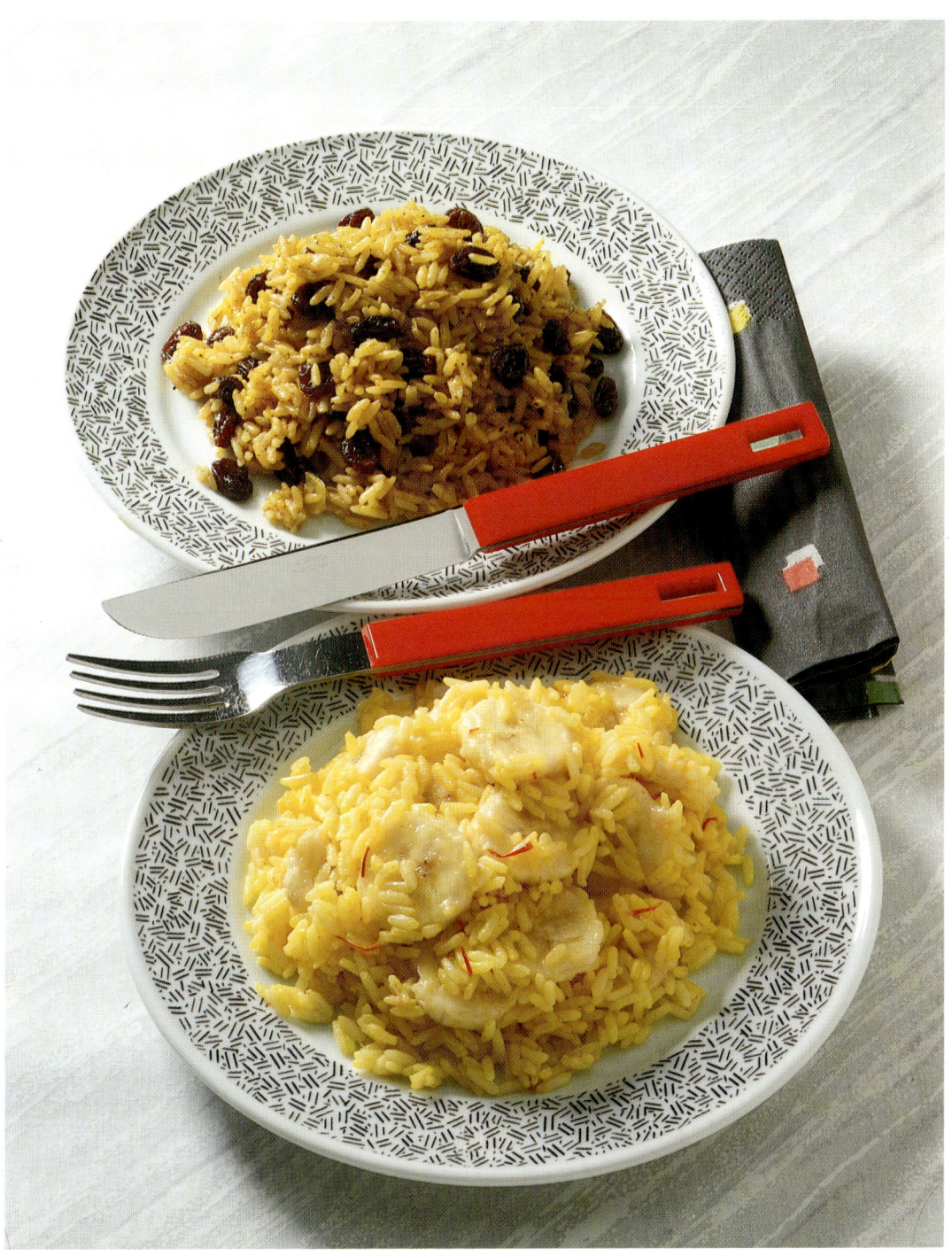

Nasi Goreng

Sambal Oelek, das hier zum Würzen verwendet wird, ist nicht jedermanns Geschmack. Dosieren Sie es bitte sparsam, es ist sehr scharf.

50 g Reis
50 g Möhre, geputzt
50 g Lauch, geputzt
50 g Chinakohl, geputzt
30 g Butter
20 g Sojasprossen (Reformhaus)
Chinagewürz
Sambal Oelek (scharfe Würzpaste
aus Indonesien)

Berühmtes Gericht
Scharf

Zubereitungszeit: etwa 25 Min.

Etwa: 1823 kJ/435 kcal
6,6 g EW · 25 g F · 44 g KH
40 mg Na · 463 mg K
111 mg Ca · 118 mg P

1. Den Reis in 100 ml Wasser bei schwacher Hitze in etwa 20 Minuten garen.

2. Inzwischen die Möhre raspeln. Den Lauch gut waschen und in Ringe schneiden. Den Chinakohl in feine Streifen schneiden.

3. Die Butter in einem Topf zerlassen und die Möhrenraspel, die Lauchringe, die Chinakohlstreifen und die Sojasprossen dazugeben und unter häufigem Umrühren bei mittlerer Hitze in 3–4 Minuten dünsten. Eventuell etwas Wasser zugeben.

4. Den Reis nach Ende der Garzeit abgießen, mit kaltem Wasser abschrecken und unter das gedünstete Gemüse mischen. Das Ganze mit Chinagewürz und je nach Geschmack vorsichtig mit Sambal Oelek abschmecken.

Fenchel-Reis-Pfanne

150 g Fenchel, geputzt
½ mittlere Zwiebel, geschält
20 g Butter
schwarzer Pfeffer, frisch gemahlen
50 g Reis
100 ml heißes Wasser

Raffiniert

Zubereitungszeit: etwa 30 Min.

Etwa: 1607 kJ/384 kcal
7,5 g EW · 17 g F · 49 g KH
134 mg Na · 830 mg K
174 mg Ca · 149 mg P

1. Den Fenchel in feine Streifen schneiden. Die Zwiebel fein würfeln.

2. Die Butter in einem Topf zerlassen und die Zwiebelwürfel sowie die Fenchelstreifen darin bei mittlerer Hitze kurz andünsten. Dann mit Pfeffer würzen.

3. Den Reis dazugeben, mit dem Wasser aufgießen und bei schwacher Hitze im geschlossenen Topf in etwa 20 Minuten garen.

Reis in Sahnelauch

Hier wird der Reis nach dem Vorbild des italienischen Risotto erst angebraten und dann in Wasser gegart.

150 g Lauch, geputzt
20 g Butter
50 g Reis
Muskatnuß, frisch gerieben
schwarzer Pfeffer, frisch gemahlen
10 g Sonana Ren-o-mil Pulver
50 g saure Sahne

Als Hauptgericht

Zubereitungszeit: etwa 35 Min.

Etwa: 2102 kJ/501 kcal
8,2 g EW · 28 g F · 53 g KH
47 mg Na · 519 mg K
282 mg Ca · 157 mg P

1. Den Lauch gut waschen und in Ringe schneiden.

2. Die Butter in einem Topf zerlassen, den Reis dazugeben und bei mittlerer Hitze unter Rühren glasig werden lassen. 100 ml Wasser dazugießen, mit Muskat und Pfeffer würzen und den Reis zugedeckt bei schwacher Hitze in etwa 10 Minuten kochen.

3. Das Sonana Ren-o-mil Pulver einrühren. Die Lauchringe unterrühren und den Reis in weiteren 10 Minuten fertiggaren.

4. Mit der sauren Sahne garniert servieren.

Nudel-Lauch-Auflauf

80 g eiweißarme Nudeln
80 g Lauch, geputzt
50 g Tomate
20 g Ei-Ersatz
50 ml Ren-o-mil, doppelt konzentriert, nach Vorschrift zubereitet
50 g Sahne (etwa 5 EßI.)
schwarzer Pfeffer, frisch gemahlen
Muskatnuß, frisch gerieben
10 g eiweißarmes Paniermehl
15 g Butter
Für die Form:
5 g Butter

Rezept zum Titelbild
Braucht etwas Zeit

Zubereitungszeit: etwa 1 Std.

Etwa: 3602 kJ/859 kcal
5,3 g EW · 41 g F · 113 KH
167 mg Na · 482 mg K
245 mg Ca · 194 mg P

1. Die Nudeln in heißem Wasser bißfest kochen, kalt abspülen und in einem Sieb abtropfen lassen.

2. Inzwischen in einem breiten Topf Wasser erhitzen. Den Lauch gut waschen, in Ringe schneiden und kurz im kochenden Wasser blanchieren. Die Tomate überbrühen, kalt abschrecken, häuten und in Scheiben schneiden.

3. Den Backofen auf 200° (Gas Stufe 3) vorheizen. Den Ei-Ersatz mit dem doppelt konzentrierten nach Vorschrift zubereiteten Sonana Ren-o-mil und der Sahne gut verrühren und mit Pfeffer und Muskat kräftig würzen.

4. Eine kleine Auflaufform mit 5 g Butter fetten und mit dem Paniermehl ausstreuen.

5. Die Nudeln, die Lauchringe und die Tomatenscheiben in die Form schichten.

6. Das Sahnegemisch darüber gießen, die 15 g Butter in Flöckchen darauf verteilen und den Auflauf im Backofen (Mitte) etwa 30 Minuten überbacken.

Bunter Nudeltopf

50 g Möhre, geputzt
50 g Knollensellerie, geputzt
50 g Lauch, geputzt
50 g Blumenkohl, geputzt
50 g grüne Bohnen, geputzt
20 g Butter
Paprikapulver, edelsüß
weißer Pfeffer, frisch gemahlen
30 g eiweißarme Spinatnudeln
1 Stengel Schnittlauch

Als Hauptgericht

Zubereitungszeit: etwa 40 Min.

Etwa: 1390 kJ/331 kcal
5,5 g EW · 18 g F · 36 g KH
96 mg Na · 747 mg K
151 mg Ca · 192 mg P

1. Die Möhre und den Knollensellerie zunächst in dünne Scheiben und dann in feine Streifen schneiden. Den Lauch waschen und in feine Ringe schneiden. Den Blumenkohl in kleine Röschen zerteilen. Die Bohnen in etwa 2 cm lange Stücke schneiden.

2. Die Butter in einem Topf schmelzen. Die Möhren- und die Selleriestreifen, den Lauch, die Blumenkohlröschen und die Bohnen dazugeben und so viel Wasser dazugießen, daß das Gemüse bedeckt ist. Mit Paprikapulver und Pfeffer würzen und bei schwacher Hitze in etwa 20 Minuten garen.

3. Währenddessen in einem separaten Topf 1 l Wasser kochen und die Spinatnudeln nach Vorschrift darin garen.

4. Den Schnittlauch waschen und in feine Röllchen schneiden und beiseite stellen.

5. Die Nudeln abgießen und mit dem fertigen Gemüse vermischen. Den Nudeltopf in einem tiefen Teller anrichten und mit den Schnittlauchröllchen bestreuen.

Pfeffersauce

10 g Zwiebel, geschält
20 g Butter
150 ml Gemüsebrühe
7 g Maisstärke
10 g saure Sahne
3–4 grüne Pfefferkörner

Scharf

Zubereitungszeit: etwa 10 Min.

Etwa: 834 kJ/199 kcal
1,1 g EW · 18 g F · 7 g KH
25 mg Na · 107 mg K
17 mg Ca) 42 mg P

1. Die Zwiebel fein würfeln.

2. Die Butter in einem kleinen Topf zerlassen, die Zwiebelwürfel darin bei mittlerer Hitze goldbraun braten und mit der Gemüsebrühe ablöschen.

3. Die Maisstärke mit wenig Wasser anrühren, die Sauce damit binden und kurz aufkochen lassen.

4. Die saure Sahne unter die Sauce rühren und zum Schluß die grünen Pfefferkörner dazugeben.

Tip!

Gemüsebrühe können Sie aus Gemüse, Wasser und Gewürzen leicht selbst zubereiten. Sie können die Brühe aber auch als Instantpulver oder Würfel im Reformhaus oder Supermarkt kaufen.

Currysauce

Sie paßt traditionell gut zu exotischen Reisgerichten, aber auch zu Kartoffeln.

10 g Zwiebel, geschält
20 g Butter
150 ml Gemüsebrühe
7 g Maisstärke
20 g Äpfel, geschält
10 g saure Sahne
1 Teel. Currypulver
schwarzer Pfeffer, frisch gemahlen

Pikant

Zubereitungszeit: etwa 10 Min.

Etwa: 878 kJ/209 kcal
1,2 g EW · 19 g F · 9 g KH
25 mg Na · 136 mg K
18 mg Ca · 44 mg P

1. Die Zwiebel fein würfeln.

2. Die Butter in einem kleinen Topf zerlassen, die Zwiebelwürfel darin bei mittlerer Hitze glasig braten und mit der Gemüsebrühe ablöschen.

3. Die Maisstärke mit wenig Wasser anrühren, in die Sauce rühren und alles kurz aufkochen lassen.

4. Den Apfel direkt in die Sauce raspeln.

5. Die saure Sahne dazugeben und mit dem Curry und Pfeffer abschmecken.

Tomatensauce

Sie schmeckt zu Nudeln, paßt auch zu manchen Eintöpfen.

10 g Zwiebel, geschält
1 Zweig Thymian (oder ¼ Teel. getrockneter)
1 Zweig Basilikum
10 g Butter
100 ml Tomatensaft
50 ml Wasser
8 g Maisstärke
10 g Sahne (etwa 1 Eßl.)
schwarzer Pfeffer, frisch gemahlen

Raffiniert

Zubereitungszeit: etwa 10 Min.

Etwa: 644 kJ/154 kcal
1,2 g EW · 12 g F · 11 g KH
10 g Na · 261 mg K
21 mg Ca · 30 mg P

1. Die Zwiebel fein würfeln. Den Thymian und das Basilikum waschen, trockenschütteln und abzupfen. Das Basilikum in feine Streifen schneiden.

2. Die Butter in einem kleinen Topf zerlassen. Die Zwiebel darin bei mittlerer Hitze goldbraun dünsten. Mit dem Tomatensaft und dem Wasser ablöschen.

3. Die Maisstärke mit wenig Wasser anrühren und in die Sauce geben. Den Thymian und Pfeffer zugeben und kurz aufkochen lassen.

4. Die Sahne dazugießen und das Basilikum über die Sauce streuen.

Meerrettich-sauce

Je frischer der Meerrettich ist, desto schärfer ist sein Geschmack. Also vorsichtig dosieren und lieber erst weniger verwenden.

10 g Zwiebel, geschält
5 g frischer Meerrettich, geschält (oder aus dem Glas)
20 g Butter
150 ml Gemüsebrühe
5 g Sonana Ren-o-mil Pulver
7 g Maisstärke
10 g saure Sahne
schwarzer Pfeffer, frisch gemahlen

Gelingt leicht

Zubereitungszeit: etwa 15 Min.

Etwa: 948 kJ/226 kcal
1,4 g EW · 19 g F · 11 g KH
30 mg Na · 136 mg K
45 mg Ca · 47 mg P

1. Die Zwiebel fein würfeln. Den Meerrettich fein reiben.

2. Die Butter in einem kleinen Topf zerlassen, die Zwiebelwürfel darin bei mittlerer Hitze glasig dünsten und mit der Gemüsebrühe ablöschen.

3. Das Sonana Ren-o-mil Pulver in die Sauce rühren. Die Maisstärke mit wenig Wasser anrühren, ebenfalls in die Sauce rühren und kurz aufkochen lassen.

4. Die saure Sahne unter die Sauce rühren, mit Pfeffer abschmecken und zum Schluß den Meerrettich dazugeben.

Senfsauce

10 g Zwiebel, geschält
20 g Butter
150 ml Gemüsebrühe
10 g Senf (etwa 1 Eßl.)
7 g Maisstärke
10 g saure Sahne
schwarzer Pfeffer, frisch gemahlen
1 Prise Zucker

Pikant

Zubereitungszeit: etwa 10 Min.

Etwa: 877 kJ/210 kcal
1,7 g EW · 19 g F · 7 g KH
156 mg Na · 121 mg K
29 mg Ca · 55 mg P

1. Die Zwiebel fein würfeln.

2. Die Butter in einem kleinen Topf zerlassen, die Zwiebelwürfel darin bei mittlerer Hitze glasig braten und mit der Gemüsebrühe ablöschen.

3. Den Senf zu der Brühe geben. Die Maisstärke mit wenig Wasser anrühren, in die Sauce rühren und aufkochen lassen.

4. Die saure Sahne unter die Sauce rühren und mit Pfeffer und dem Zucker abschmecken.

Cornichonsauce

10 g Zwiebel, geschält
50 g Gewürzgurke (Cornichons)
10 g Butter
150 ml Gemüsebrühe
8 g Maisstärke
20 g Sahne (etwa 2 Eßl.)
schwarzer Pfeffer, frisch gemahlen

Gelingt leicht

Zubereitungszeit: etwa 12 Min.

Etwa: 747 kJ/179 kcal
1,8 g EW · 15 g F · 10 g KH
26 mg Na · 114 mg K
22 mg Ca · 45 mg P

1. Die Zwiebel und die Gewürzgurke fein würfeln.

2. Die Butter in einem kleinen Topf zerlassen und die Zwiebel darin bei mittlerer Hitze goldbraun braten. Mit der Gemüsebrühe ablöschen.

3. Die Maisstärke mit wenig Wasser anrühren, in die Sauce rühren und kurz aufkochen lassen.

4. Die Gurke und die Sahne dazugeben und mit Pfeffer abschmecken.

Kräutersauce

Die Schnittlauchsauce schmeckt gut zu Kartoffelknödeln und Kartoffelplätzchen.

10 g Zwiebel, geschält
5 Stengel Schnittlauch
20 g Butter
150 ml Gemüsebrühe
5 g Sonana Ren-o-mil Pulver
7 g Maisstärke
10 g saure Sahne
schwarzer Pfeffer, frisch gemahlen

Gelingt leicht

Zubereitungszeit: etwa 15 Min.

Etwa: 951 kJ/227 kcal
1,7 g EW · 19 g F · 11 g KH
30 mg Na · 152 mg K
53 mg Ca · 51 mg P

1. Die Zwiebel fein würfeln. Den Schnittlauch waschen, trockenschütteln und in feine Röllchen schneiden.

2. Die Butter in einem kleinen Topf zerlassen, die Zwiebelwürfel darin bei mittlerer Hitze glasig dünsten und mit der Gemüsebrühe ablöschen.

3. Das Sonana Ren-o-mil Pulver in die Sauce rühren. Die Maisstärke mit wenig Wasser anrühren, ebenfalls in die Sauce rühren und kurz aufkochen lassen.

4. Die saure Sahne unter die Sauce rühren, mit Pfeffer abschmecken und zum Schluß die Schnittlauchröllchen dazugeben.

Silberzwiebel-sauce

Ein raffinierter Begleiter zu Kartoffelgerichten, zum Beispiel gekochten Knödeln.

10 g Zwiebel, geschält
1 kleiner Zweig Thymian
(oder ¼ Teel. getrockneter)
20 g Butter
150 ml Gemüsebrühe
7 g Maisstärke
10 g saure Sahne
schwarzer Pfeffer, frisch gemahlen
20 g Silberzwiebeln (aus dem Glas)

Pikant

Zubereitungszeit: etwa 10 Min.

Etwa: 951 kJ/227 kcal
1,7 g EW · 19 g F · 11 g KH
30 mg Na · 152 mg K
53 mg Ca · 51 mg P

1. Die Zwiebel fein würfeln. Den Thymian waschen, trockenschütteln und die Blättchen abstreifen.

2. Die Butter in einem kleinen Topf zerlassen, die Zwiebelwürfel darin bei mittlerer Hitze goldbraun braten und mit der Gemüsebrühe ablöschen.

3. Die Maisstärke mit wenig Wasser anrühren, ebenfalls in die Sauce rühren und kurz aufkochen lassen.

4. Die saure Sahne unter die Sauce rühren, mit Pfeffer und dem Thymian abschmecken und zum Schluß die Silberzwiebeln dazugeben.

Zigeunersauce

10 g Zwiebel, geschält
50 g grüne Paprikaschote, geputzt
20 g Butter
100 ml Gemüsebrühe
50 g Tomatensaft
7 g Maisstärke
10 g saure Sahne
schwarzer Pfeffer, frisch gemahlen
Paprikapulver, edelsüß

Pikant

Zubereitungszeit: etwa 20 Min.

Etwa 906 kJ/216 kcal
1,8 g EW · 19 g F · 10 g KH
20 mg Na · 293 mg K
25 mg Ca · 51 mg P

1. Die Zwiebel und die Paprikaschote fein würfeln.

2. Die Butter in einem kleinen Topf zerlassen und die Zwiebel- und die Paprikawürfel darin bei mittlerer Hitze in etwa 10 Minuten weich dünsten. Dann die Gemüsebrühe und den Tomatensaft dazugießen.

3. Die Maisstärke mit wenig Wasser anrühren, ebenfalls in die Sauce rühren und kurz aufkochen lassen.

4. Die saure Sahne unter die Sauce rühren und mit Pfeffer und Paprikapulver abschmecken.

Im Bild vorne: Silberzwiebelsauce
Im Bild Mitte: Kräutersauce
Im Bild hinten: Zigeunersauce

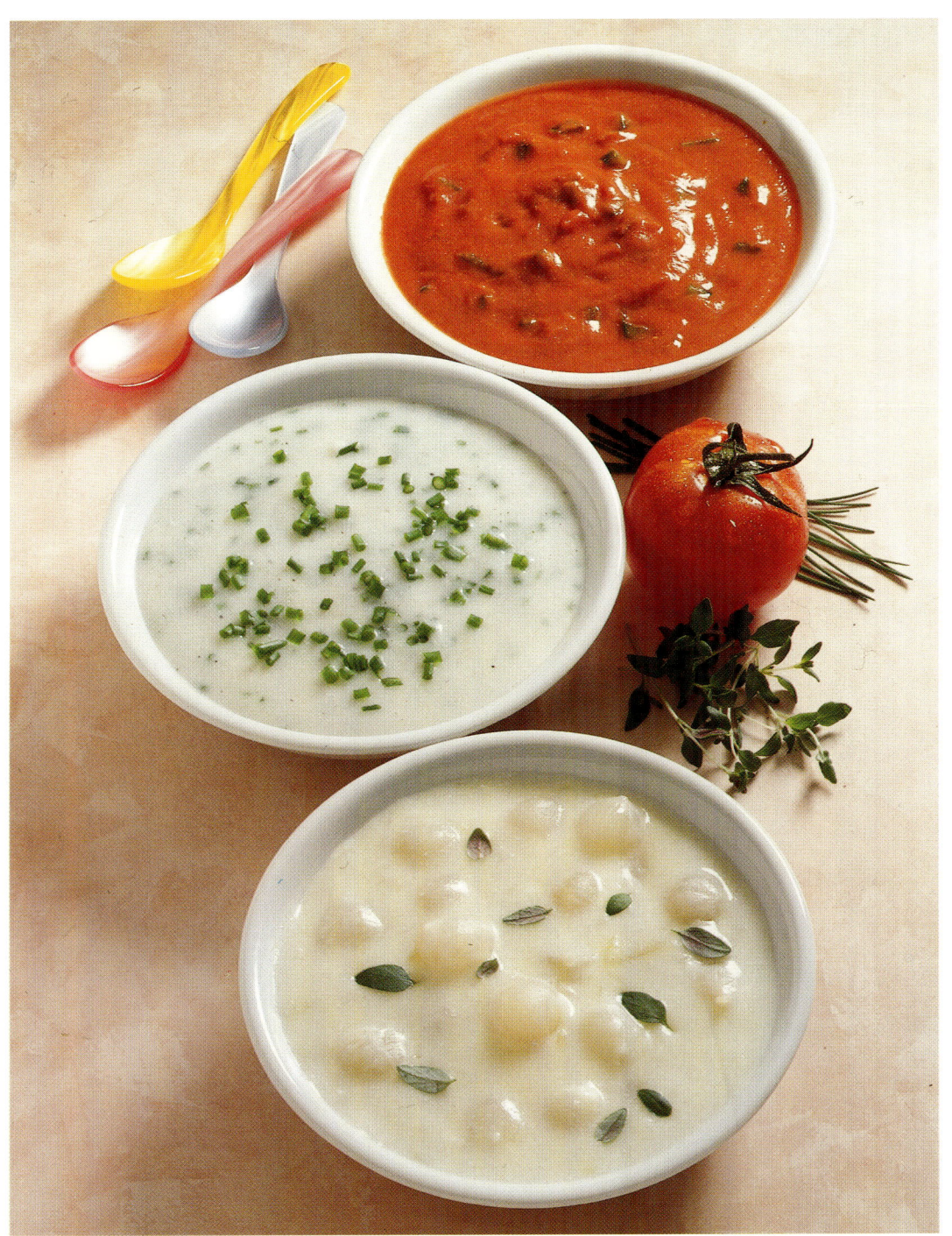

Apfelgemüse

Eine süße Apfelzubereitung, die gut zu Kartoffeln paßt.

200 g Äpfel, geputzt
5 g Zitronensaft (1 Teel.)
20 ml Weißwein oder Wasser
(etwa 2 Eßl.)
½ Zimtstange
30 g Sahne (etwa 3 Eßl.)
20 g Sonana Ren-o-mil Pulver
5 g Maisstärke

Schmeckt auch kalt

Zubereitungszeit: etwa 20 Min.

Etwa: 1358 kJ/325 kcal
2,2 g EW · 14 g F · 44 g KH
33 mg Na · 353 mg K
· 134 mg Ca · 49 mg P

1. Die Äpfel in dünne Spalten schneiden.

2. Die Apfelspalten mit dem Zitronensaft beträufeln und in einen Topf geben. Den Weißwein oder das Wasser und die halbe Zimtstange hinzugeben und die Äpfel bei schwacher Hitze 5–10 Minuten dünsten.

3. Gegen Ende der Garzeit die Sahne steif schlagen und beiseite stellen.

4. Das Sonana Ren-o-mil Pulver unter die gegarten Äpfel rühren.

5. Die Maisstärke mit etwas kaltem Wasser anrühren, unter das Apfelgemüse rühren und kurz aufkochen lassen.

6. Vor dem Servieren die Zimtstange entfernen und das Apfelgemüse mit der geschlagenen Sahne verzieren.

Geschmorte Gurken

250 g Salatgurke, geschält
20 g Butter
5 g Maisstärke
1 Teel. Sonana Ren-o-mil Pulver
(etwa 5 g)
1 Zweig Dill
20 g saure Sahne

Preiswert

Zubereitungszeit: etwa 20 Min.

Etwa: 1108 kJ/265 kcal
2,6 g EW · 21 g F · 14 g KH
38 mg Na · 436 mg K
95 mg Ca · 86 mg P

1. Die Gurke längs halbieren. Die Kerne mit einem Löffel herausschaben und im Mixer oder mit dem Pürierstab pürieren.

2. Die Gurke in etwa 1 cm breite Streifen schneiden.

3. Die Butter in einem Topf schmelzen, die Gurkenstreifen und die pürierten Kerne dazugeben und bei schwacher Hitze etwa 5 Minuten garen.

4. Die Maisstärke mit etwas Wasser anrühren und zusammen mit dem Sonana Ren-o-mil Pulver einrühren. Die Gurken weitere 5 Minuten garen.

5. Inzwischen den Dill waschen und fein hacken.

6. Nach Ende der Garzeit das Gurkengemüse mit dem Dill abschmecken und mit einer Haube aus der sauren Sahne servieren.

Speckgurken

200 g Salatgurke, geschält
10 g Zwiebel, geschält
10 g Rückenspeck, ohne Schwarte
10 g Butter
2 Stengel Petersilie
30 g Sonana Ren-o-mil Pulver
15 g saure Sahne

Deftig

Zubereitungszeit: etwa 25 Min.

Etwa: 1014 kJ/242 kcal
2,7 g EW · 21 g F · 11 g KH
35 mg Na · 376 mg K
92 mg Ca · 54 mg P

1. Die Gurke längs halbieren. Die Kerne herauslösen und mit dem Pürierstab pürieren.

2. Die Gurke in Streifen schneiden. Die Zwiebel und den Speck fein würfeln.

3. Die Butter in einem Topf schmelzen. Die Zwiebel- und die Speckwürfel darin anbraten, bis sie glasig sind.

4. Die Gurkenstreifen und die pürierten Kerne dazugeben und alles bei schwacher Hitze etwa 5 Minuten garen.

5. Inzwischen die Petersilie waschen und fein hacken.

6. Das Sonana Ren-o-mil Pulver einrühren und die Gurken in weiteren 5 Minuten fertiggaren.

7. Nach Ende der Garzeit das Gurkengemüse mit der Petersilie abschmecken und mit einer Haube aus der sauren Sahne servieren.

Weinblätter mit Reis-Rosinen-Füllung

20 g Reis
30 g Weinblätter (aus der Dose)
10 g Rosinen
10 g Sonana Ren-o-mil Pulver
10 g Butter
schwarzer Pfeffer, frisch gemahlen
1 Teel. frisch gehackte Pfefferminzblätter (oder getrocknete)
1 g Zitronensaft (1 Spritzer)
10 ml Olivenöl (etwa 1 Eßl.)
30 ml Weißwein
50 ml Wasser

Schmeckt warm und kalt

Zubereitungszeit: etwa 1 Std.

Etwa: 1403 kJ/335 kcal
2,8 g EW · 20 g F · 31 g KH
120 mg Na · 226 mg K
70 mg Ca · 55 mg P

1. Den Reis in reichlich Wasser bei schwacher Hitze in etwa 20 Minuten garen.

2. Die Weinblätter abtropfen lassen und nebeneinanderlegen. Die Rosinen waschen und ebenfalls abtropfen lassen.

3. Den gegarten Reis abtropfen lassen. Mit dem Sonana Ren-o-mil Pulver mischen.

4. Die Butter erhitzen und den Reis sowie die Rosinen darin bei mittlerer Hitze anbraten. Mit Pfeffer und der gehackten Pfefferminze abschmecken.

5. Die Reisfüllung auf die Weinblätter verteilen und diese fest einrollen, so daß etwa daumendicke Röllchen entstehen. Mit dem Zitronensaft beträufeln.

6. In einem kleinen Topf das Öl erhitzen, die gefüllten Weinblätter hineinlegen und mit dem Weißwein und dem Wasser aufgießen.

7. Die gefüllten Weinblätter zugedeckt bei schwacher Hitze in etwa 20 Minuten garen.

Ananaskraut

200 g rohes Sauerkraut
20 g Butter
1 Lorbeerblatt
2 Wacholderbeeren
schwarzer Pfeffer, frisch gemahlen
50 g frische Ananas, geputzt
5 g Sonana Ren-o-mil Pulver
3 g Maisstärke

Raffiniert

Zubereitungszeit: etwa 35 Min.

Etwa: 1108 kJ/264 kcal
3,5 g EW · 18 g F · 21 g KH
716 mg Na · 618 mg K
128 mg Ca · 96 mg P

1. Das Sauerkraut abtropfen lassen.

2. Die Butter in einem Topf schmelzen, das Sauerkraut hineingeben und mit einer Gabel zerpflücken. Das Lorbeerblatt, die Wacholderbeeren und Pfeffer dazugeben und alles bei schwacher Hitze etwa 15 Minuten dünsten. Eventuell ein wenig Wasser hinzugeben.

3. Die Ananas in kleine Stücke schneiden und zu dem Sauerkraut geben. Das Sonana Ren-o-mil Pulver unterrühren und alles nochmals etwa 10 Minuten dünsten.

4. Die Maisstärke mit etwas Wasser anrühren, an das Ananaskraut geben und kurz aufkochen lassen.

Tip!

Das Ananaskraut schmeckt besonders gut zu Schupfnudeln (Seite 28) oder Kartoffelknödeln (Seite 30).

Rotkohl

200 g Rotkohl, geputzt
30 g Zwiebel, geschält
30 g Apfel, geschält
20 g Schweineschmalz
30 ml Rotwein oder Wasser
(etwa 3 Eßl.)
3 g Zucker
1 Lorbeerblatt
1 Nelke
2 Wacholderbeeren
schwarzer Pfeffer, frisch gemahlen
1 Eßl. Rotweinessig
3 g Maisstärke

Deftig

Zubereitungszeit: etwa 1 Std.

Etwa: 1215 kJ/291 kcal
3,5 g EW · 20 g F · 17 g KH
11 mg Na · 666 mg K
89 mg Ca · 85 mg P

1. Den Rotkohl und die Zwiebel auf einer Reibe fein hobeln.

2. Dann den Apfel in sehr dünne Scheiben schneiden.

3. Das Schweineschmalz in einem Topf zerlassen und die Zwiebelscheiben darin bei mittlerer Hitze anbraten. Den gehobelten Rotkohl dazugeben und unter Wenden kurz andünsten. Mit dem Rotwein oder dem Wasser ablöschen und den Zucker, das Lorbeerblatt, die Nelke, die Wacholderbeeren, Pfeffer sowie den Essig dazugeben. Die Apfelscheiben ebenfalls in den Topf geben. Alles gut umrühren, eventuell noch etwas Wasser zugeben und den Rotkohl zugedeckt bei schwacher Hitze in etwa 45 Minuten garen.

4. Die Maisstärke mit etwas kaltem Wasser anrühren, an den Rotkohl geben und kurz aufkochen lassen.

Tip!

Rotkohl können Sie gleich in größeren Mengen zubereiten, denn er läßt sich sehr gut portionsweise einfrieren. Er paßt ausgezeichnet zu Kartoffelgerichten wie Klößen, Püree und Bratkartoffeln.

Bleichsellerie auf indische Art

Das Exotische daran sind die Früchte und das Currypulver.

200 g Bleichsellerie, geputzt
20 g Butter
schwarzer Pfeffer, frisch gemahlen
1 Teel. Currypulver
40 g Orange, geschält
30 g Apfel, geschält
5 g Zitronensaft (etwa 1 Teel.)
5 g Sonana Ren-o-mil Pulver
5 g Maisstärke
20 g Sahne (etwa 2 Eßl.)

Raffiniert

Zubereitungszeit: etwa 30 Min.

Etwa: 1288 kJ/308 kcal
3,6 g EW · 24 g F · 17 g KH
278 mg Na · 822 mg K
217 mg Ca · 126 mg P

1. Den Bleichsellerie in etwa 1 cm dicke Ringe schneiden.

2. Die Butter in einem Topf zerlassen, den Bleichsellerie dazugeben, etwas Wasser hinzugießen und mit Pfeffer und Currypulver würzen. Bei schwacher Hitze etwa 20 Minuten dünsten.

3. Inzwischen die Orangenfilets aus den Häutchen schneiden (filieren). Von den Filets 30 g abwiegen und beiseite stellen.

4. Dann den Apfel in dünne Scheiben schneiden. Die Apfelscheiben mit dem Zitronensaft beträufeln, damit sie nicht braun werden, und ebenfalls beiseite stellen.

5. Das Sonana Ren-o-mil Pulver unter den Bleichsellerie rühren.

6. Die Maisstärke mit etwas Wasser verrühren und unter den Bleichsellerie rühren.

7. Die Apfelscheiben und die Orangenfilets dazugeben und alles unter vorsichtigem Umrühren kurz aufkochen lassen.

8. Die Sahne steif schlagen und zum Servieren auf den Bleichsellerie geben.

Tip!

Bleichsellerie wird auch Staudensellerie genannt. Ihn brauchen Sie kaum zu putzen, nur die Längsfäden abziehen.

Gemüse-plätzchen

50 g Möhre, geputzt
50 g Blumenkohl, geputzt
50 g Kohlrabi, geputzt
50 g Apfel, geschält
10 g Maisstärke
10 g Sonana Ren-o-mil Pulver
10 g Ei-Ersatz
schwarzer Pfeffer, frisch gemahlen
etwa ½ l Sonnenblumenöl zum
Fritieren (davon werden 10 g
berechnet, die an den Kroketten
haften bleiben)

Raffiniert

Zubereitungszeit: etwa 30 Min.

Etwa: 1166 kJ/278 kcal
3,8 g EW · 13 g F · 35 g KH
106 mg Na · 570 mg K
114 mg Ca · 102 mg P

1. Die Möhre, den Blumen-kohl, den Kohlrabi und den Ap-fel auf einer Rohkostreibe oder mit der Küchenmaschine fein reiben. In ein feines Sieb ge-ben und gut ausdrücken.

2. Die Maisstärke, das Sonana Ren-o-mil Pulver, den Ei-Ersatz und Pfeffer zu den geriebenen Gemüsen geben und gut verrühren.

3. Das Öl in einem Fritiertopf erhitzen. Inzwischen aus der Gemüsemasse kleine Kugeln formen.

4. Die Gemüsekugeln im hei-ßen Fett goldbraun fritieren und gut abtropfen lassen.

Gedünsteter Chicorée

200 g Chicorée, geputzt
5 g Zitronensaft (etwa 1 Teel.)
10 g Zwiebel, geschält
20 g Butter
schwarzer Pfeffer, frisch gemahlen
1 Prise Cayennepfeffer
30 ml Weißwein oder Wasser
(etwa 3 Eßl.)
10 g Sonana Ren-o-mil Pulver
5 g Maisstärke
20 g saure Sahne

Gelingt leicht

Zubereitungszeit: etwa 25 Min.

Etwa: 1277 kJ/304 kcal
3,9 g EW · 22 g F · 16 g KH
30 mg Na · 477 mg K
127 mg Ca · 84 mg P

1. Den Chicorée in etwa 2 cm breite Stücke schneiden und mit dem Zitronensaft beträufeln.

2. Die Zwiebel fein hacken. Die Butter in einem Topf schmelzen und die Zwiebel darin bei mittlerer Hitze gold-gelb dünsten.

3. Den Chicorée dazugeben und mit Pfeffer und dem Ca-yennepfeffer würzen.

4. Den Weißwein und etwas Wasser (oder nur Wasser, wenn Sie auf den Wein ver-zichten möchten) dazugießen und den Chicorée bei schwa-cher Hitze in etwa 10 Minuten garen.

5. Das Sonana Ren-o-mil Pulver einrühren. Die Maisstärke mit etwas kaltem Wasser anrühren, an das Gemüse geben und kurz aufkochen lassen.

6. Vor dem Servieren mit der sauren Sahne verfeinern.

Tip!

Beim Chicorée ist es beson-ders wichtig, den Strunk her-auszuschneiden. Denn er enthält unangenehm schmeckende Bitterstoffe.

Gemüse-bratlinge

100 g Möhren, geputzt
50 g Blumenkohl, geputzt
50 g Lauch, geputzt
10 g Maisstärke
10 g Sonana Ren-o-mil Pulver
10 g Ei-Ersatz
Paprikapulver, edelsüß
schwarzer Pfeffer, frisch gemahlen
20 g Butter

Gelingt leicht

Zubereitungszeit: etwa 40 Min.

Etwa: 1367 kJ/326 kcal
4,1 g EW · 20 g F · 31 g KH
134 mg Na · 590 mg K
157 mg Ca · 110 mg P

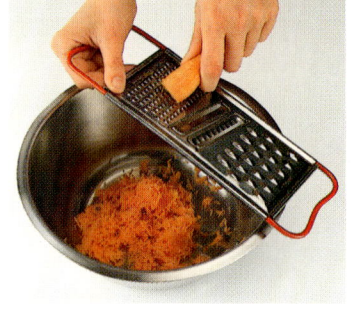

1. Die Möhren und den Blumenkohl auf einer Rohkostreibe oder in der Küchenmaschine fein raspeln. Den Lauch gut waschen und in dünne Ringe schneiden.

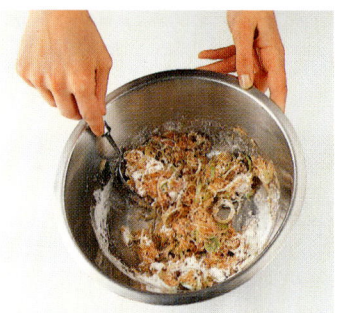

2. Die Maisstärke, das Sonana Ren-o-mil Pulver und den Ei-Ersatz unter das Gemüse rühren und mit Paprikapulver und Pfeffer kräftig würzen.

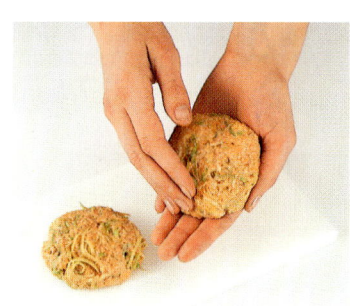

3. Mit feuchten Händen aus der Masse zwei kleine Bratlinge (wie Frikadellen) formen.

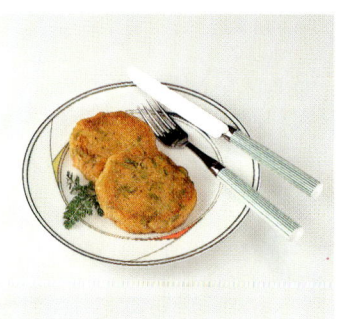

4. Die Butter in einer Pfanne zerlassen und die Bratlinge darin bei schwacher Hitze in etwa 20 Minuten von beiden Seiten goldbraun braten.

Möhren-Sellerie-Gemüse

125 g Möhren, geputzt
125 g Knollensellerie, geputzt
20 g Zwiebel, geschält
20 g Butter
schwarzer Pfeffer, frisch gemahlen
1 Teel. Currypulver
5 g Sonana Ren-o-mil Pulver
3 g Maisstärke (etwa ½ Teel.)
1 Stengel Petersilie

Preiswert

Zubereitungszeit: etwa 35 Min.

Etwa: 1066 kJ/255 kcal
4,2 g EW · 18 g F · 18 g KH
180 mg Na · 819 mg K
154 mg Ca · 194 mg P

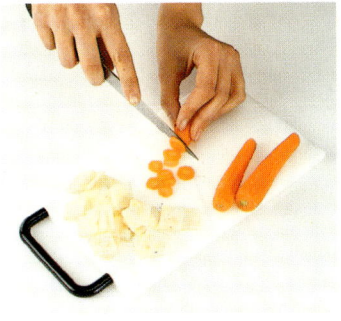

1. Die Möhren und den Sellerie in dünne Scheiben schneiden. Die Zwiebel fein würfeln.

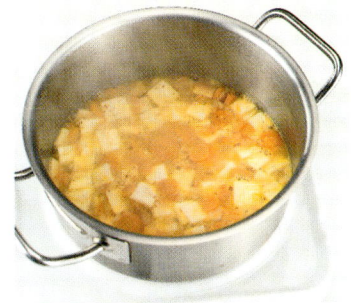

2. Die Butter in einem Topf schmelzen und die Zwiebelwürfel darin bei mittlerer Hitze goldgelb rösten. Die Möhren- und die Selleriescheiben dazugeben, etwas Wasser dazugießen und mit Pfeffer und Currypulver würzen. Das Gemüse bei schwacher Hitze in etwa 20 Minuten garen.

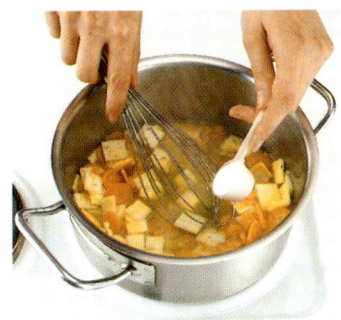

3. Das Sonana Ren-o-mil Pulver einstreuen und unterrühren. Die Maisstärke mit wenig kaltem Wasser anrühren, zu dem Gemüse geben und kurz aufkochen lassen.

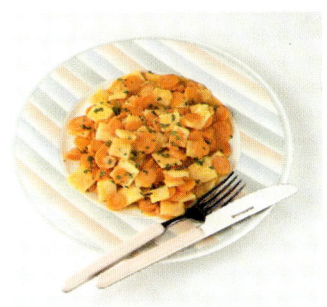

4. Zum Schluß die Petersilie waschen, trockenschütteln, fein hacken und das Möhren-Sellerie-Gemüse damit bestreuen.

Eingelegte grüne Bohnen

120 g grüne Bohnen, geputzt
20 g Zwiebel, geschält
30 ml Essig (etwa 3 Eßl.)
100 ml Wasser
1 Teel. Gurkengewürz

Braucht etwas Zeit

Zubereitungszeit: etwa 10 Min.
(+ einige Tage zum Durchziehen)

Etwa: 205 kJ/49 kcal
3,2 g EW · 0 g F · 8 g KH
4 mg Na · 327 mg K
73 mg Ca · 61 mg P

1. Die Bohnen in etwa 3 cm lange Stücke schneiden. Die Zwiebel in Ringe schneiden.

2. Den Essig, das Wasser und das Gurkengewürz in einem Topf kurz aufkochen und dann etwas abkühlen lassen.

3. Die Bohnen und die Zwiebel in eine Schüssel geben und das Essigwasser darüber gießen. Die Bohnen gut durchziehen lassen. Am besten schmecken die Bohnen, wenn sie einige Tage im Kühlschrank durchgezogen haben.

Zucchini mit Brotfüllung

150 g Zucchino, geputzt
50 g streng eiweißarmes Brot (Rezept Seite 92)
10 g Ei-Ersatz
50 ml Sonana Ren-o-mil, doppelt-konzentriert, nach Vorschrift zubereiten
1 kleiner Zweig Oregano (oder ¼ Teel. getrockneter)
etwas Zitronenmelisse
10 g Zwiebel, geschält
20 g Butter
30 ml Weißwein (etwa 3 Eßl.)
10 g Sonnenblumenöl (etwa 1 Eßl.)

Braucht etwas Zeit

Zubereitungszeit: etwa 50 Min.

Etwa: 2393 kJ/572 kcal
4,4 g EW · 35 g F · 52 g KH
89 mg Na · 376 mg K
166 mg Ca · 85 mg P

1. Den Zucchino längs halbieren und mit einem Teelöffel aushöhlen, so daß ein Rand von etwa ½ cm stehen bleibt.

2. Das Ausgehöhlte fein hakken. Das eiweißarme Brot würfeln und beides in eine Schüssel geben.

3. Den Ei-Ersatz in das nach Vorschrift zubereitete Sonana Ren-o-mil Pulver einrühren und über die Zucchini-Brotmasse gießen.

4. Den Oregano und die Zitronenmelisse gut waschen und trockentupfen. Die Ore-

ganoblättchen vom Stiel streifen und mit der Zitronenmelisse fein hacken. Die Zwiebel würfeln.

5. Die Butter in einem kleinen Topf zerlassen und die Zwiebelwürfel darin bei mittlerer Hitze glasig dünsten. Die Zwiebelwürfel in die Schüssel geben.

6. Den Weißwein, den Oregano und die Zitronenmelisse dazugeben, alles miteinander vermengen und in die ausgehöhlten Zucchinihälften füllen.

7. Das Öl in einem Bräter erhitzen, die gefüllten Zucchinihälften hineinlegen und etwas Wasser angießen. Die Zucchinihälften in den kalten Backofen (Mitte) schieben und bei 220° (Gas Stufe 3–4) etwa 40 Minuten backen.

Bohnen-Tomaten-Gemüse

125 g grüne Bohnen, geputzt
10 g Zwiebel, geschält
½ Dose Tomaten (insgesamt 100 g Tomaten mit Saft)
15 g Olivenöl (etwa 1½ Eßl.)
1 Zweig Bohnenkraut
schwarzer Pfeffer, frisch gemahlen

Schnell

Zubereitungszeit: etwa 30 Min.

Etwa: 848 kJ/203 kcal
4,2 g EW · 15 g F · 12 g KH
9 mg Na · 525 mg K
83 mg Ca · 81 mg P

1. Die Bohnen in etwa 3 cm lange Stücke schneiden. Die Zwiebel fein würfeln.

2. Die Tomaten auf ein Sieb schütten, den Saft dabei auffangen und beiseite stellen.

3. Das Olivenöl in einem Topf erhitzen, die Zwiebel darin bei mittlerer Hitze goldbraun braten. Die Bohnen, den Tomatensaft, das Bohnenkraut und Pfeffer dazugeben. Die Bohnen zugedeckt bei schwacher Hitze etwa 15 Minuten garen.

4. Die Tomaten dazugeben und etwa 5 Minuten durchziehen lassen. Das Gemüse eventuell nochmals mit Pfeffer würzen.

Kohlroulade mit Gemüse-füllung

1 kleiner Weißkohl (davon werden
100 g von den äußeren Blättern
benötigt)
50 g Möhre, geputzt
50 g Lauch, geputzt
50 g Tomate
1 kleiner Zweig Thymian (oder
1/4 Teel. getrockneter)
10 g Butter
10 g Ei-Ersatz
10 g Sonana Ren-o-mil Pulver
20 g Sahne (etwa 2 Eßl.)
schwarzer Pfeffer, frisch gemahlen
10 g Sonnenblumenöl (etwa 1 Eßl.)

Raffiniert
Braucht etwas Zeit

Zubereitungszeit: etwa 1 1/4 Std.

Etwa: 1565 kJ/373 kcal
4,7 g EW · 28 g F · 25 g KH
118 mg Na · 691 mg K
198 mg Ca · 106 mg P

1. In einem breiten Topf reichlich Wasser zum Kochen bringen. Den Kohlkopf darin etwa 5 Minuten ziehen lassen. Dann aus dem Wasser nehmen und die äußeren Blätter vorsichtig entfernen. Davon 100 g abwiegen und die Rippen flachschneiden. Das Kochwasser aufheben.

2. Die Möhre raspeln. Den Lauch gut waschen und in feine Ringe schneiden. Die Tomate kurz in kochendes Wasser tauchen, enthäuten und in kleine Würfel schneiden. Den Thymian waschen, trockenschütteln und die Blättchen vom Stiel abstreifen.

3. Die Butter in einem Topf zerlassen und die Möhren- und die Tomatenwürfel sowie die Lauchringe darin bei mittlerer Hitze etwa 5 Minuten dünsten.

4. Inzwischen den Ei-Ersatz mit dem Sonana Ren-o-mil Pulver in die Sahne rühren und quellen lassen.

5. Dann die Eier-Sahne zu dem gedünsteten Gemüse geben und mit Pfeffer und dem Thymian abschmecken.

6. Die Füllung auf die Kohlblätter verteilen. Diese seitlich einschlagen, zusammenrollen und die Rouladen mit Küchengarn zusammenbinden.

7. Das Öl in einer Pfanne erhitzen und die Kohlrouladen darin von allen Seiten anbraten. Mit etwas Kochwasser vom Weißkohl ablöschen.

8. Die Rouladen zugedeckt bei schwacher Hitze in etwa 30 Minuten garen.

Tip!

Den restlichen Kohl können Sie für Krautsalat (Seite 61) verwenden.

Variante:

Besonders gut schmecken die Kohlrouladen, wenn sie in einer Tomatensauce gegart werden. Das Rezept für die Tomatensauce finden Sie auf Seite 40. Die Kohlrouladen wie oben beschrieben vorbereiten. Etwa 1 Eßlöffel Öl in einer Pfanne erhitzen und die Kohlrouladen darin von allen Seiten anbraten. Die Tomatensauce dazugießen, mit Thymian und Basilikum würzen und in etwa 30 Minuten fertiggaren.

Fenchel in Weißwein

50 ml Weißwein (etwa 5 Eßl.)
200 g Fenchel, geputzt
etwas Fenchelgrün
20 g Butter
schwarzer Pfeffer, frisch gemahlen

Schnell

Zubereitungszeit: etwa 30 Min.

Etwa: 1095 kJ/262 kcal
5 g EW · 17 g F · 13 g KH
173 mg Na · 1046 mg K
225 mg Ca · 112 mg P

1. Den Weißwein und 150 ml Wasser in einem Topf zum Kochen bringen.

2. Die Fenchelknolle längs halbieren und in der heißen Flüssigkeit bei schwacher Hitze in etwa 25 Minuten garen.

3. Etwa 10 Minuten vor Ende der Garzeit eine Servierplatte in den Backofen stellen und bei 50° (Gas Stufe 1) vorwärmen.

4. Das Fenchelgrün waschen, trockenschütteln und hacken.

5. Die Butter in einem Topf schmelzen und Pfeffer sowie das Fenchelgrün unterrühren.

6. Den Fenchel mit einer Schaumkelle aus dem Topf nehmen, auf der vorgewärmten Platte anrichten und mit der zerlassenen gewürzten Butter übergießen.

Lauch à la Creme

200 g Lauch, geputzt
20 g Butter
30 ml Weißwein oder Wasser (etwa 3 Eßl.)
Muskatnuß, frisch gerieben
schwarzer Pfeffer, frisch gemahlen
2 Pimentkörner
10 g Sonana Ren-o-mil Pulver
5 g Maisstärke
30 g saure Sahne

Calciumreich

Zubereitungszeit: etwa 25 Min.

Etwa: 1425 kJ/339 kcal
5 g EW · 24 g F · 20 g KH
37 mg Na · 596 mg K
322 Ca · 103 mg P

1. Den Lauch gut waschen und in etwa 3 cm breite Stücke schneiden.

2. Die Butter in einem Topf schmelzen und die Lauchstücke darin bei schwacher Hitze kurz andünsten.

3. Dann den Wein und etwas Wasser (oder etwa 5 Eßlöffel Wasser, wenn Sie auf den Wein verzichten) sowie Muskat, Pfeffer und die Pimentkörner dazugeben.

4. Dann den Lauch zugedeckt bei schwacher Hitze in etwa 15 Minuten garen.

5. Das Sonana Ren-o-mil Pulver einstreuen und unterrühren.

6. Die Maisstärke mit wenig Wasser anrühren, unter den Lauch rühren und kurz aufkochen lassen.

7. Den Lauch dann mit einer Haube aus der sauren Sahne servieren.

Tip!

Von der Lauchstange die äußeren welken Blätter abziehen. Das Wurzelende und das dunkle Grün abschneiden. Zum Waschen am besten den Lauch längs einschneiden und unter fließendem Wasser etwas auseinanderbiegen.

Ratatouille

Eine geschmorte Gemüse-mischung, die mit den südlichen Kräutern ihre Herkunft aus dem Süden Frankreichs signalisiert.

100 g grüne Paprikaschote, geputzt
50 g Zucchino, geputzt
50 g schlanke Aubergine, geputzt
50 g Lauch, geputzt
100 g Tomaten
20 g Olivenöl (etwa 2 Eßl.)
1 kleine Knoblauchzehe
50 ml Weißwein oder Wasser (etwa 5 Eßl.)
5 g Sonana Ren-o-mil Pulver
schwarzer Pfeffer, frisch gemahlen
Paprikapulver
je 1 Zweig Thymian, Oregano
einige Rosmarinnadeln
(oder je ¼ Teel. getrocknetes Gewürz)

Spezialität aus Frankreich Schmeckt auch kalt

Zubereitungszeit: etwa 45 Min.

Etwa: 1305 kJ/311 kcal
5,1 g EW · 21 g F · 16 g KH
18 mg Na · 906 mg K
134 mg Ca · 105 mg P

1. Die Paprikaschote in etwa 2 x 2 cm große Stücke schneiden. Die Aubergine und den Zucchino in etwa ½ cm dicke Scheiben schneiden. Den Lauch gut waschen und in dünne Ringe schneiden.

2. Die Tomate kurz in kochendes Wasser tauchen, abschrek-ken, enthäuten (siehe auch Tip Seite 14) und würfeln.

3. Den Backofen auf 150° (Gas Stufe 1½–2) vorheizen. Das Öl in einem feuerfesten Topf mit Deckel erhitzen und die Paprikastücke, die Zucchini- und die Auberginenscheiben und die Lauchringe darin bei schwacher Hitze etwa 5 Minuten anschmoren. Zuletzt die Knoblauchzehen schälen und hineinpressen.

4. Mit dem Weißwein oder dem Wasser ablöschen und das Sonana Ren-o-mil Pulver einstreuen. Pfeffer, Paprika, den Thymian, den Oregano und den Rosmarin dazugeben und die Ratatouille zugedeckt im Backofen (Mitte) in etwa 30 Minuten garen. Das Gemüse soll weich sein, jedoch nicht zerfallen.

Gemüse-Nudel-Pfanne

50 g eiweißreduzierte Nudeln
50 g Lauch, geputzt
50 g Möhre, geputzt
50 g grüne Paprikaschote, geputzt
50 g Chinakohl, geputzt
20 g Sonnenblumenöl (etwa 2 Eßl.)
schwarzer Pfeffer, frisch gemahlen
Paprikapulver, edelsüß
Cumin (Kreuzkümmel)
40 g Sojasprossen (Reformhaus)

Raffiniert

Zubereitungszeit: etwa 25 Min.

Etwa: 1758 kJ/421 kcal
5,3 g EW · 22 g F · 48 g KH
54 mg Na · 566 mg K
116 mg Ca · 150 mg P

1. In einem breiten Topf etwa 1 l Wasser zum Kochen bringen. Die Nudeln darin nach Packungsangabe nicht zu weich kochen. Dann kalt abspülen und in eine Schüssel geben.

2. Inzwischen den Lauch in feine Ringe schneiden. Die Möhre und die Paprikaschote in feine Streifen schneiden, den Chinakohl hobeln.

3. Das Öl in einer großen Pfanne erhitzen. Die Gemüse hineingeben, mit Pfeffer, Paprikapulver und Cumin würzen und unter Rühren bei schwacher Hitze 3–4 Minuten dünsten.

4. Die Nudeln und die Sojasprossen untermischen und etwas ziehen lassen.

Bunt belegter Fladen

Zutaten für eine Pizza-
oder Springform von 22 cm Ø:
100 g eiweißarme Mehlmischung
5 g Hefe
70 ml lauwarmes Wasser
20 g Olivenöl (etwa 2 Eßl.)
50 g Broccoli, geputzt
40 g Lauch, geputzt
100 g Tomaten (aus der Dose)
30 g Champignons (aus der Dose)
Oregano (getrocknet)
Thymian (getrocknet)
schwarzer Pfeffer, frisch gemahlen

Braucht etwas Zeit

Zubereitungszeit: etwa 1 Std.

Etwa: 2462 kJ/588 kcal
5,3 g EW · 21 g F · 92 g KH
138 mg Na · 613 mg K
121 Ca · 160 mg P

1. Das Mehl in eine Schüssel sieben. Eine Mulde hinein-drücken, die Hefe hinein-bröckeln und 2 Eßlöffel lauwar-mes Wasser dazugeben. Diese Zutaten mit etwas Mehl vermi-schen, dann mit dem restlichen Mehl, dem übrigen Wasser und der Hälfte des Olivenöls einen geschmeidigen Teig kneten. Zugedeckt an einem warmen Ort etwa 20 Minuten gehen lassen.

2. Den Broccoli in kleine Rös-chen zerteilen, den Lauch gut waschen und in dünne Ringe schneiden. Die Dosentomaten und die Champignons in einem Sieb abtropfen lassen.

3. Die Form mit etwa 5 g von dem restlichen Öl einfetten. Den Teig ausrollen, in die Form legen und nochmals etwa 10 Minuten gehen lassen.

4. Inzwischen den Backofen auf 200° (Gas Stufe 2½–3) vorheizen.

5. Den gegangenen Hefeteig mit dem restlichen Öl einpin-seln. Die Tomaten mit einer Ga-bel ein wenig zerdrücken und auf dem Teig verteilen. Darauf die Champignons, die Brocco-liröschen und die Lauchringe verteilen und mit Oregano, Thy-mian und Pfeffer bestreuen.

6. Den Fladen im Backofen (Mitte) in etwa 20 Minuten backen. Noch heiß mit einem Salatteller servieren.

Lauchtorte

Zutaten für eine kleine Pasteten-
form:
40 g eiweißarme Mehlmischung
10 g Weizenmehl
20 g Butter
10 ml kaltes Wasser
150 g Lauch, geputzt
10 g Sonana Ren-o-mil Pulver
10 g Ei-Ersatz
20 ml Weißwein (etwa 2 Eßl.)
20 g saure Sahne
Muskatnuß, frisch gerieben
schwarzer Pfeffer, frisch gemahlen
Mehl für die Arbeitsfläche

Läßt sich gut vorbereiten

Zubereitungszeit: etwa 50 Min.

Etwa: 2115 kJ/505 kcal
5,5 g EW · 24 g F · 63 g KH
88 mg Na · 469 mg K
253 mg Ca · 110 mg P

1. Aus dem eiweißarmen Mehl, dem Weizenmehl, der Butter und dem Wasser einen Teig herstellen. Diesen auf ei-ner bemehlten Arbeitsfläche dünn ausrollen und die Form damit auslegen.

2. Den Lauch gut waschen und in dünne Ringe schneiden. Die Lauchringe in heißem Wasser kurz blanchieren, kalt abspülen, in einem Sieb abtropfen lassen und in eine Schüssel geben.

3. Inzwischen den Backofen auf 200° (Gas Stufe 2½–3) vorheizen.

4. Das Sonana Ren-o-mil Pulver, den Ei-Ersatz, den Weißwein und die saure Sah-ne gut miteinander verrühren, zum Lauch geben und mit Mus-kat und Pfeffer kräftig ab-schmecken.

5. Die Masse auf dem Teig verteilen. Die Lauchtorte im Backofen (Mitte) in etwa 20 Minuten backen.

Im Bild vorne: Lauchtorte
Im Bild hinten: Bunt belegter Fladen

GEMÜSE AUF JEDE ART

5

Gefüllte Man- goldröllchen

50 g Kartoffel, geschält
150 g Mangold (2 Blätter)
20 g gut durchwachsener Speck, ohne Schwarte
20 g Zwiebel, geschält
5 g Ei-Ersatz
schwarzer Pfeffer, frisch gemahlen
Muskatnuß, frisch gerieben
10 g Butter

Braucht etwas Zeit

Zubereitungszeit: etwa 1 Std.

Etwa: 1358 kJ/325 kcal
5,5 g EW · 26 g F · 17 g KH
169 mg Na · 829 mg K
166 mg Ca · 102 mg P

1. Die Kartoffel würfeln und in wenig Wasser in etwa 15 Minuten garen.

2. Inzwischen aus den Mangoldblättern die Stiele keilförmig herausschneiden. Den Mangold in heißem Wasser kurz blanchieren, kalt abspülen und abtropfen lassen. Die Blätter so schneiden, daß sich zwei Röllchen daraus formen lassen. Den restlichen Mangold und die dicken Stielteile kleinschneiden und für die Füllung verwenden.

3. Den Speck und die Zwiebel in kleine Würfel schneiden.

4. Den Speck in einer Pfanne auslassen, die Zwiebelwürfel dazugeben und beides bei mittlerer Hitze kurz dünsten.

5. Den kleingeschnittenen Mangold mit den Kartoffel-, den Speck- und den Zwiebelwürfeln sowie dem Ei-Ersatz mischen. Mit Pfeffer und Muskat würzen.

6. Die Füllung auf den zwei Mangoldblättern verteilen und diese zusammenrollen.

7. Die Butter in einem Topf erhitzen, die Mangoldröllchen darin anbraten, etwas Wasser zugeben und die Mangoldröllchen in etwa 20 Minuten bei mittlerer Hitze garen.

Blumenkohl- auflauf

150 g Blumenkohlröschen, geputzt
10 g Sonana Ren-o-mil Pulver
Muskatnuß, frisch gerieben
schwarzer Pfeffer, frisch gemahlen
10 g Maisstärke
10 g Ei-Ersatz
50 g Sahne (etwa 5 Eßl.)
5 g Zitronensaft (etwa 1 Teel.)
10 g Butter
5 g eiweißarmes Paniermehl

Gelingt leicht

Zubereitungszeit: etwa 50 Min.

Etwa: 1712 kJ/409 kcal
5,7 g EW · 28 g F · 33 g KH
105 mg Na · 550 mg K
121 mg Ca · 163 mg P

1. Genug Wasser erhitzen. Die Blumenkohlröschen darin in etwa 10 Minuten garen. In ein Sieb abgießen und dabei 100 ml vom Kochwasser auffangen.

2. Das Kochwasser aufkochen. Das Sonana Ren-o-mil Pulver hineinrühren und mit Muskat und Pfeffer würzen. Die Maisstärke mit Wasser anrühren, in die Sauce gießen und aufkochen lassen. Den Ei-Ersatz unterrühren. Mit der Sahne und dem Zitronensaft abschmecken.

3. 5 g Butter zerlassen und das Paniermehl darin bei schwacher Hitze anrösten.

4. Den Backofen auf 200° (Gas Stufe 2½– 3) vorheizen. Eine feuerfeste Form mit der Butter einfetten. Den Blumenkohl einfüllen, mit der Sauce übergießen und mit den Bröseln bestreuen. Im Backofen (Mitte) etwa 20 Minuten überbacken.

Champignons à la Creme

150 g Champignons, geputzt
5 g Zitronensaft (etwa 1 Teel.)
20 g Butter
50 ml Weißwein oder Wasser (etwa 5 Eßl.)
10 g Sonana Ren-o-mil Pulver
schwarzer Pfeffer, frisch gemahlen
1 Stengel Petersilie
5 g Maisstärke
30 g saure Sahne

Schnell

Zubereitungszeit: etwa 30 Min.

Etwa: 1383 kJ/330 kcal
5,7 g EW · 24 g F · 14 g KH
46 mg Na · 758 mg K
107 mg Ca · 221 mg P

1. Die Champignons blättrig schneiden und mit dem Zitronensaft beträufeln.

2. Die Butter in einem Topf schmelzen und die Champignonscheiben darin bei mittlerer Hitze dünsten, bis alle Flüssigkeit verdampft ist.

3. Den Wein oder das Wasser dazugießen, das Sonana Ren-o-mil Pulver einrühren, mit Pfeffer würzen und alles zugedeckt bei schwacher Hitze in etwa 10 Minuten garen.

4. Gegen Ende der Garzeit die Petersilie waschen, trockenschütteln und die Blätter hacken.

5. Die Maisstärke mit etwas Wasser anrühren, zu den Champignons geben und kurz aufkochen lassen.

6. Zum Servieren mit der sauren Sahne verfeinern und mit der Petersilie bestreuen.

Gefüllte Paprikaschote

1 grüne Paprikaschote
(geputzt etwa 200 g)
30 g Reis
10 g gut durchwachsener Speck,
ohne Schwarte
5 g Schnittlauchröllchen
schwarzer Pfeffer, frisch gemahlen
Paprikapulver, edelsüß
10 g Sonnenblumenöl (etwa 1 Eßl.)
100 ml Tomatensaft

Braucht etwas Zeit

Zubereitungszeit: etwa 1¼ Std.

Etwa: 1372 kJ/328 kcal
5,9 g EW · 19 g F · 33 g KH
13 mg Na · 710 mg K
37 mg Ca · 108 mg P

1. Am Stielende der Paprikaschote eine Kappe abschneiden und die Kerne und die Rippen aus der Schote kratzen.

2. Den Reis in reichlich Wasser aufkochen und bei schwacher Hitze in etwa 20 Minuten ausquellen lassen.

3. Den Speck würfeln, in einer Pfanne bei mittlerer Hitze auslassen und beiseite stellen.

4. Den gegarten Reis in ein Sieb schütten, kalt abspülen und abtropfen lassen. Zusammen mit dem Speck, den Schnittlauchröllchen, Pfeffer und Paprikapulver in eine Schüssel geben und miteinander vermengen.

5. Die Paprikaschote damit füllen und den Deckel auf die Schote setzen.

6. Das Öl in einem kleinen Topf erhitzen, die gefüllte Paprikaschote hineinsetzen und den Tomatensaft und etwas Wasser dazugießen.

7. Die Schote zugedeckt bei schwacher Hitze in etwa 40 Minuten schmoren.

Fenchel in Tomatensauce

200 g Fenchel, geputzt
20 g Zwiebel, geschält
20 g Butter
20 g Tomatenmark
Kräuter der Provence
schwarzer Pfeffer, frisch gemahlen
10 g Sonana Ren-o-mil Pulver

Schnell

Zubereitungszeit: etwa 35 Min.

Etwa: 1199 kJ/287 kcal
6,2 g EW · 19 g F · 21 g KH
302 mg Na · 1261 mg K
285 mg Ca · 123 mg P

1. Den Fenchel in Scheiben schneiden. Die Zwiebel hacken.

2. Die Butter in einem Topf schmelzen, die Zwiebel darin bei mittlerer Hitze glasig dünsten. Das Tomatenmark, Kräuter der Provence und Pfeffer dazugeben. Alles gut verrühren und kurz weiterdünsten.

3. Die Fenchelscheiben und Wasser dazugeben, das Sonana Ren-o-mil Pulver einrühren und den Fenchel zugedeckt bei schwacher Hitze in etwa 20 Minuten garen.

Kartoffeln mit Zwiebel-füllung

180 g mehligkochende Kartoffeln, geschält

80 g Zwiebeln, geschält

30 g Lauch, geputzt

20 g Butter

10 g Ei-Ersatz

10 g Sonana Ren-o-mil Pulver

¼ Teel. getrockneter Majoran

Muskatnuß, frisch gerieben

10 g Sonnenblumenöl (etwa 1 Eßl.)

Kaliumreich
Braucht etwas Zeit

Zubereitungszeit: etwa 1½ Std.

Etwa: 2061 kJ/492 kcal
6,0 g EW · 30 g F · 48 g KH
77 mg Na · 1029 mg K
123 mg Ca · 152 mg P

1. Die Kartoffeln mit einem Tee-löffel vorsichtig aushöhlen. Die herausgeschabten Kartoffelteile fein würfeln.

2. Die Zwiebeln fein würfeln. Den Lauch gründlich waschen und in dünne Ringe schneiden.

3. Die Butter in einem kleinen Topf zerlassen und die Zwiebelwürfel und die Lauchringe darin bei mittlerer Hitze andünsten.

4. Die Kartoffelwürfel, den Ei-Ersatz, das Sonana Ren-o-mil Pulver, den Majoran und Muskat dazugeben, alles vermischen und die ausgehöhlten Kartoffeln mit der Masse füllen.

5. Das Öl in einem Topf erhitzen, die gefüllten Kartoffeln hineinsetzen und etwas Wasser dazugießen. Zugedeckt bei schwacher Hitze in etwa 50 Minuten garen.

Tip!

Dazu paßt gut eine Kräuter- oder Tomatensauce, (Seite 42 und 40).

Gemüse »Asciutta«

100 g Möhren, geputzt

50 g Lauch, geputzt

30 g Zwiebel, geschält

50 g grüne Paprikaschote, geputzt

50 g Champignons, geputzt

100 g Tomaten

20 g Olivenöl (etwa 2 Eßl.)

½ kleine Knoblauchzehe

5 g Tomatenmark

schwarzer Pfeffer, frisch gemahlen

Paprikapulver, edelsüß

je 1 Zweig Oregano und Rosmarin (oder je ¼ Teel. getrocknetes Gewürz)

20 ml Rotwein oder Wasser (etwa 2 Eßl.)

10 g Sonana Ren-o-mil Pulver

20 g saure Sahne

Raffiniert

Zubereitungszeit: etwa 35 Min.

Etwa: 1542 kJ/368 kcal
6,7 g EW · 26 g F · 22 g KH
128 mg Na · 1198 mg K
201 mg Ca · 191 mg P

1. Die Möhren grob raspeln. Den Lauch und die Zwiebel in Ringe schneiden. Die Paprikaschote in feine Streifen schneiden. Die Champignons in feine Scheiben schneiden. Die Tomaten kurz in kochendes Wasser tauchen, abschrecken, enthäuten und würfeln.

2. Das Olivenöl in einem Topf erhitzen und die Zwiebelringe darin bei mittlerer Hitze anbraten. Den Knoblauch hineinpressen und kurz mitbraten.

3. Die Möhren, den Lauch, die Paprika und die Champignons dazugeben und scharf anbraten. Dann das Tomatenmark, Pfeffer, Paprikapulver, den Oregano und den Rosmarin dazugeben, mit dem Rotwein oder Wasser ablöschen und alles etwa 15 Minuten schmoren lassen.

4. Das Sonana Ren-o-mil Pulver einrühren, die Tomatenwürfel dazugeben und eventuell nachwürzen. Zum Servieren mit der sauren Sahne verfeinern. Dazu passen eiweißreduzierte Spaghetti.

Bild oben:
Kartoffeln mit Zwiebelfüllung
Bild unten: Gemüse »Asciutta«

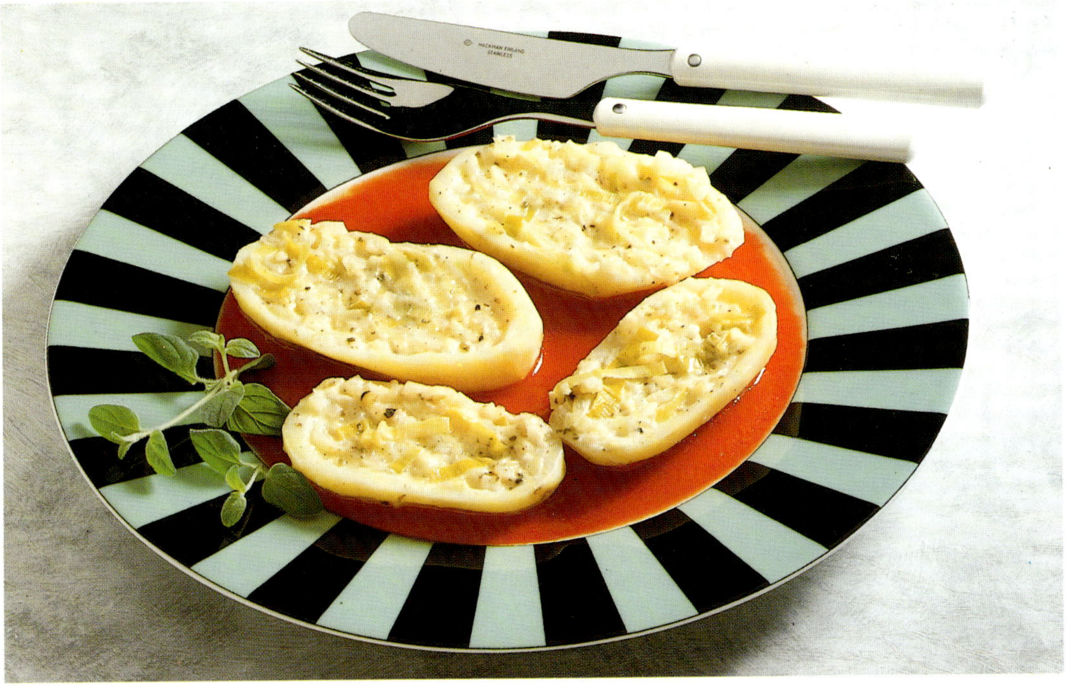

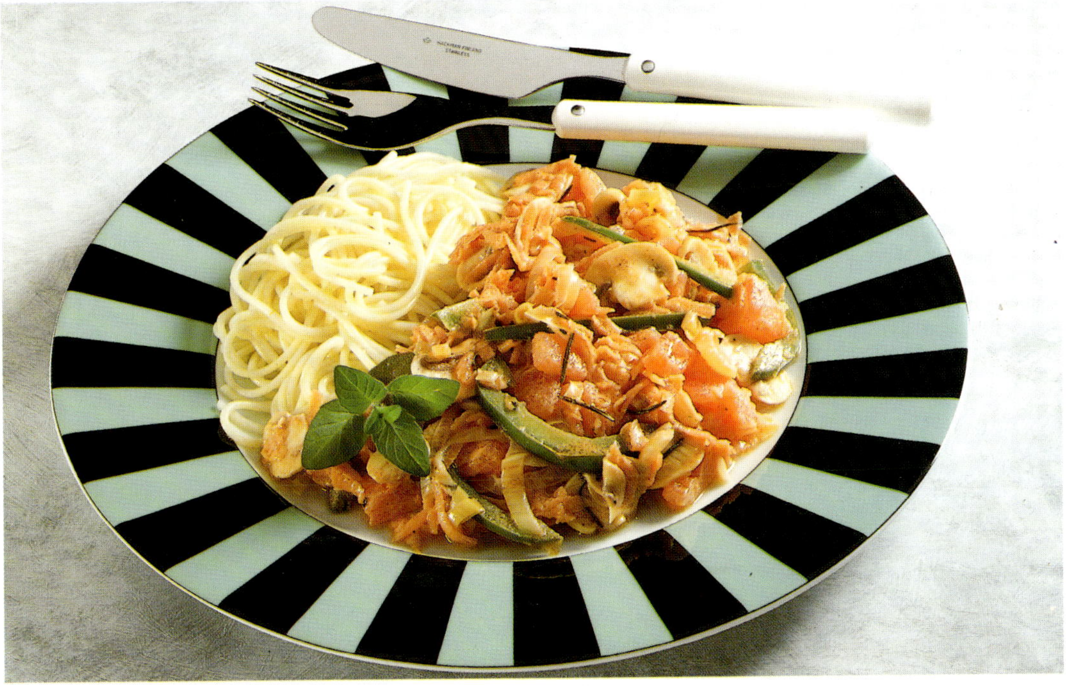

Radieschen-salat

120 g Radieschen, geputzt
1 Stengel Petersilie
20 g Sonnenblumenöl (etwa 2 Eßl.)
1 Eßl. Essig
schwarzer Pfeffer, frisch gemahlen

Pikant

Zubereitungszeit: etwa 15 Min.

Etwa: 825 kJ/197 kcal
1,4 g EW · 20 g F · 3 g KH
21 mg Na · 336 mg K
49 mg Ca · 37 mg P

1. Die Radieschen in Scheiben schneiden. Die Petersilie gut waschen, trockenschütteln und die Blättchen hacken.

2. Aus dem Öl, Essig, Pfeffer und der gehackten Petersilie eine Marinade rühren. Über die Radieschenscheiben geben und gut vermischen.

Möhren-Apfel-Rohkost

100 g Möhren, geputzt
50 g Apfel, geschält
3 g Zitronensaft (etwa ½ Teel.)
3 g Zucker
schwarzer Pfeffer, frisch gemahlen
5 g Sonnenblumenöl (etwa 1 Teel.)
20 g Sahne (etwa 2 Eßl.)

Gelingt leicht

Zubereitungszeit: etwa 15 Min.

Etwa: 722 kJ/173 kcal
1,8 g EW · 11 g F · 15 g KH
68 mg Na · 389 mg K
57 mg Ca · 54 mg P

1. Die Möhren und den Apfel auf der Rohkostreibe raspeln. Den Zitronensaft darüber träufeln und ziehen lassen.

2. Inzwischen aus dem Zucker, Pfeffer und dem Öl eine Marinade rühren. Die Marinade über die geraspelten Möhren und den Apfel geben und gut vermischen.

3. Die Sahne steif schlagen und unter die Rohkost ziehen.

Balkansalat

Dieser Salat ist sehr natriumreich. Bei strenger Kochsalzeinschränkung sollten Sie auf die Olive verzichten.

50 g Salatgurke, geputzt
50 g Tomate
50 g grüne Paprikaschote, geputzt
30 g Zwiebel, geschält
1 schwarze Olive (10 g)
20 g Olivenöl (etwa 2 Eßl.)
1 Eßl. Essig
schwarzer Pfeffer, frisch gemahlen
½ Knoblauchzehe

Natriumreich

Zubereitungszeit: etwa 15 Min.

Etwa: 1043 kJ/249 kcal
2 g EW · 24 g F · 6 g KH
339 mg Na · 378 mg K
27 mg Ca · 53 mg P

1. Die Salatgurke halbieren, die Kerne mit einem Löffel herausschaben und die Gurke in etwa 1 cm dicke Scheiben schneiden. Die Tomate in Achtel, die Paprikaschote in Streifen und die Zwiebel in Ringe schneiden. Die Olive entsteinen und in dünne Streifen schneiden. Alle Zutaten in eine kleine Schüssel geben.

2. Aus dem Olivenöl, Essig und Pfeffer eine Salatsauce rühren und die Knoblauchzehe hineinpressen. Die Sauce über den Salat geben und alle Zutaten gut vermischen.

Tip!

Zu allen drei Salaten paßt sehr gut getoastetes, eiweißarmes Weißbrot, das Sie mit Kräuter- oder Knoblauchbutter bestreichen können. Wer lieber etwas Warmes mag, kann Folien- oder Pellkartoffeln dazu essen.

Rettichsalat

130 g Rettich, geputzt
1 Stengel Petersilie
10 g Sonnenblumenöl (etwa 1 Eßl.)
20 g saure Sahne
1 Eßl. Essig
schwarzer Pfeffer, frisch gemahlen

Pikant

Zubereitungszeit: etwa 15 Min.

Etwa: 593 kJ/142 kcal
2 g EW · 14 g F · 2 g KH
35 mg Na · 477 mg K
69 mg Ca · 59 mg P

1. Den Rettich grob raspeln. Die Petersilie waschen, trockenschütteln und die Blättchen fein hacken.

2. Aus dem Öl, der sauren Sahne, Essig, Pfeffer und der gehackten Petersilie eine Marinade rühren.

3. Diese über den geraspelten Rettich gießen und alles gut vermischen.

Tip!

Rettichsalat sollten Sie erst unmittelbar vor dem Essen zubereiten. Wenn Sie den Salat trotzdem vorbereiten möchten, sollten Sie den geraspelten Rettich und die Salatsauce getrennt und gut verschlossen aufbewahren. Beides dann kurz vor dem Servieren mischen.

Krautsalat

Je länger Sie den Salat ziehen lassen, desto besser schmeckt er. Eine besondere Note bekommt der Salat, wenn Sie die Salatschüssel vorher mit einer Knoblauchzehe ausreiben.

150 g Weißkohl, geputzt
Essig nach Geschmack
Kümmel nach Belieben
schwarzer Pfeffer, frisch gemahlen
10 g Sonnenblumenöl (etwa 1 Eßl.)

Deftig

Zubereitungszeit: etwa 20 Min.
(+ 1 Stunde zum Durchziehen)

Etwa: 515 kJ/123 kcal
2 g EW · 10 g F · 6 g KH
19 mg Na · 350 mg K
74 mg Ca · 43 mg P

1. In einem breiten Topf reichlich Wasser erhitzen. Den Weißkohl fein hobeln. Kurz im kochenden Wasser blanchieren. Dann in ein Sieb geben, gut abtropfen lassen und in eine Schüssel umfüllen.

2. Inzwischen für die Salatsauce Essig, Kümmel und Pfeffer gut miteinander verrühren. Zuletzt das Öl unterrühren.

3. Die Salatsauce über den Weißkohl gießen und gut vermischen. Den Salat etwa 1 Stunde durchziehen lassen.

Carusosalat

100 g frische Ananas, geputzt
100 g Tomate
½ Zweig Basilikum (oder
1 Messerspitze getrocknetes)
3 g Zitronensaft (etwa ½ Teel.)
30 g saure Sahne
schwarzer Pfeffer, frisch gemahlen

Raffiniert

Zubereitungszeit: etwa 10 Min.

Etwa: 550 kJ/131 kcal
2,2 g EW · 6 g F · 17 g KH
24 mg Na · 516 mg K
59 mg Ca · 60 mg P

1. Die Ananas und die Tomate in kleine Würfel schneiden. Das frische Basilikum waschen, trockentupfen und die Blätter in feine Streifen schneiden.

2. Den Zitronensaft, die saure Sahne, Pfeffer und das Basilikum zu einer Salatsauce verrühren, über die Ananas- und die Tomatenwürfel gießen und alles vorsichtig miteinander vermischen.

Rotkohlsalat

150 g Rotkohl, geputzt
10 g Zwiebel, geschält
je 1 Zweig Basilikum und Estragon
(oder je 1 Messerspitze getrockne-
te Kräuter)
1 Eßl. Essig
schwarzer Pfeffer, frisch gemahlen
½ Knoblauchzehe
10 g Sonnenblumenöl (etwa 1 Eßl.)

Deftig

Zubereitungszeit: etwa 50 Min.

Etwa: 518 kJ/124 kcal
2,4 g EW · 10 g F · 5 g KH
7 mg Na · 418 mg K
59 mg Ca · 52 mg P

1. In einem breiten Topf reichlich Wasser erhitzen. Den Rotkohl hobeln oder mit dem Messer in Streifen schneiden. Dann
kurz im kochenden Wasser
blanchieren, in einem Sieb gut
abtropfen lassen und in eine
Schüssel geben.

2. Die Zwiebel fein würfeln
und zum Rotkohl geben. Das
Basilikum und den Estragon
waschen, trockenschütteln und
ohne die Stiele fein hacken.

3. Den Essig, Pfeffer, das Basilikum und den Estragon miteinander verrühren. Den Knoblauch schälen und dazupres-
sen. Zuletzt das Öl unterrühren.

4. Die Salatsauce über den gehobelten Rotkohl geben, gut
vermischen und etwa 30 Minuten durchziehen lassen.

Zucchinisalat

150 g Zucchini, geputzt
1 kleiner Zweig Estragon
(oder ¼ Teel. getrockneter)
10 g Olivenöl (etwa 1 Eßl.)
½ Knoblauchzehe
1 Eßl. Essig
schwarzer Pfeffer, frisch gemahlen

Gelingt leicht

Zubereitungszeit: etwa 15 Min.

Etwa: 499 kJ/119 kcal
2,5 g EW · 10 g F · 4 g KH
0,1 Na · 300 mg K
45 mg Ca · 40 mg P

1. Die Zucchini in dünne Scheiben schneiden. Den Estragon
waschen, trockenschütteln und
fein hacken.

2. Das Olivenöl in einer breiten Pfanne erhitzen und die
Zucchinischeiben darin bei mittlerer Hitze von allen Seiten
etwa 5 Minuten dünsten. Die
Zucchinistreifen aus der Pfanne
nehmen und in eine kleine
Schüssel geben.

3. Für die Salatsauce Essig,
Pfeffer und den Estragon miteinander verrühren und über die
noch warmen Zucchinischeiben
geben. Gut durchziehen und
erkalten lassen.

Lauchsalat

150 g Lauch, geputzt
30 g Apfel, geschält
10 g Sonnenblumenöl (etwa 1 Eßl.)
1 Eßl. Essig
schwarzer Pfeffer, frisch gemahlen

Gelingt leicht

Zubereitungszeit: etwa 15 Min.

Etwa: 594 kJ/141 kcal
2,8 g EW · 10 g F · 9 g KH
8 mg Na · 433 mg K
182 mg Ca · 54 mg P

1. In einem breiten Topf reich-
lich Wasser erhitzen. Den
Lauch gut waschen und in feine
Ringe schneiden. Im heißen
Wasser kurz blanchieren, in
ein Sieb geben, mit kaltem
Wasser abschrecken und gut
abtropfen lassen.

2. Den Apfel in dünne Scheiben schneiden und mit dem
Lauch in eine kleine Schüssel
geben.

3. Aus dem Öl, Essig und Pfeffer eine Salatsauce rühren, über
den Salat geben und alles gut
vermischen.

Im Bild hinten: Rotkohlsalat
Im Bild Mitte: Lauchsalat
Im Bild vorne: Zucchinisalat

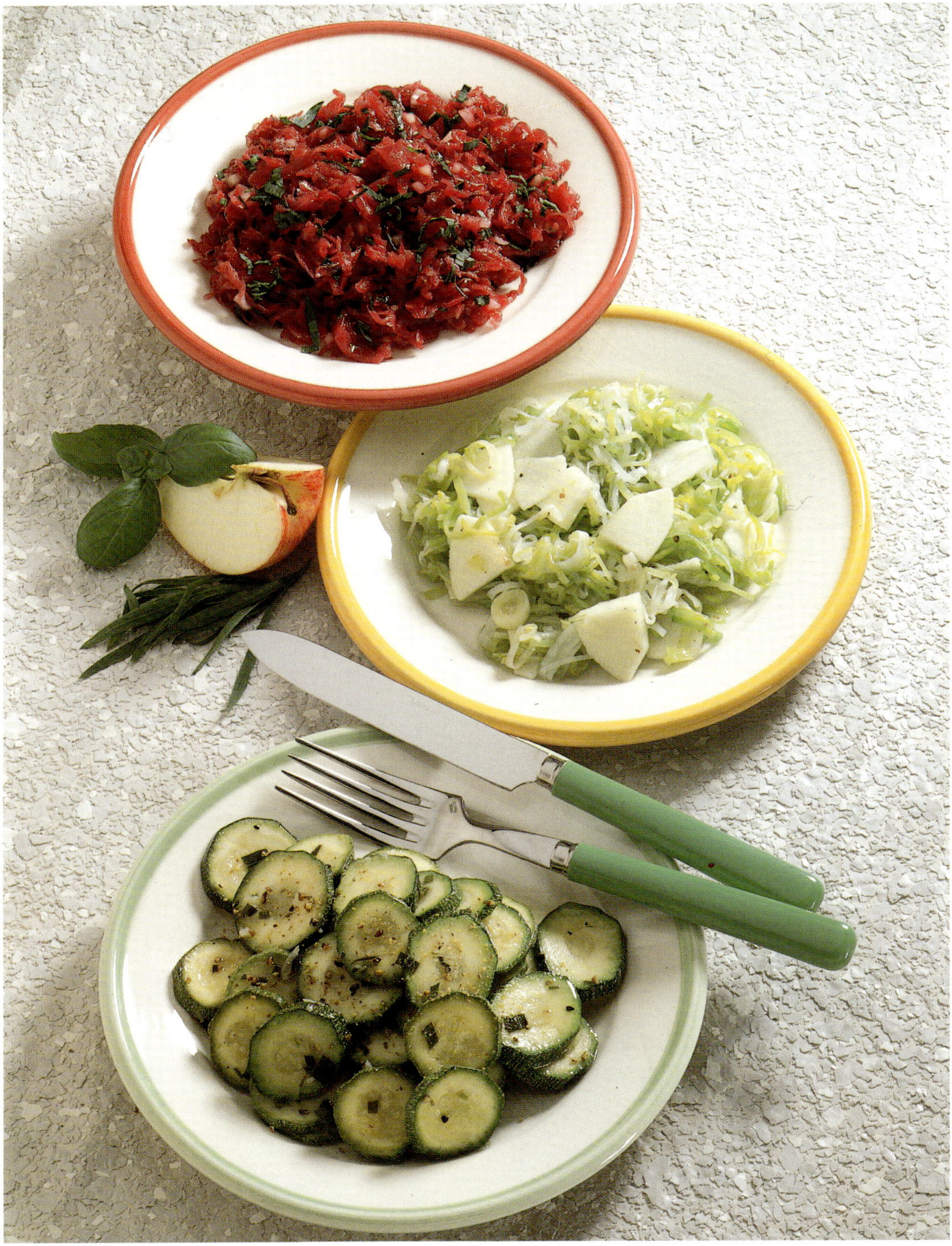

Nudelsalat »streng eiweißarm«

50 g eiweißarme Nudeln
50 g Tomate
30 g gekochte Möhre
30 g Gewürzgurke
15 g Sonnenblumenöl
(etwa 1½ EßI.)
1 Teel. Essig
schwarzer Pfeffer, frisch gemahlen
30 g Erbsen (aus der Dose)
3 g Schnittlauchröllchen

Läßt sich gut vorbereiten

Zubereitungszeit: etwa 20 Min.

Etwa: 1518 kJ/362 kcal
2,7 g EW · 16 g F · 49 g KH
98 mg Na · 256 mg K
26 mg Ca · 93 mg P

1. In einem breiten Topf etwa 1 l Wasser erhitzen. Die eiweißarmen Nudeln darin nach der Packungsangabe bißfest kochen, kalt abspülen und in eine Schüssel geben.

2. Inzwischen die Tomate, die Möhre und die Gewürzgurke fein würfeln.

3. Aus dem Öl, Essig und Pfeffer eine Marinade herstellen.

4. Die Nudeln mit den Tomaten-, den Möhrenwürfeln und den Erbsen vermischen, die Marinade darüber gießen und alles gut vermengen.

5. Den Salat mit den Schnittlauchröllchen bestreuen.

»Falscher« Waldorfsalat

Im »echten« Waldorfsalat werden Knollensellerie und Äpfel verwendet.

100 g Kohlrabi, geputzt
50 g frische Ananas, geputzt
5 g Zitronensaft (etwa 1 Teel.)
3 g Zucker
10 g Walnußöl oder Sonnenblumenöl (etwa 1 EßI.)
20 ml Sonana Ren-o-mil, doppelt konzentriert, nach Vorschrift zubereitet
schwarzer Pfeffer, frisch gemahlen
20 g Sahne (etwa 2 EßI.)

Raffiniert

Zubereitungszeit: etwa 15 Min.

Etwa: 1087 kJ/259 kcal
3,1 g EW · 18 g F · 21 g KH
26 mg Na · 489 mg K
132 mg Ca · 70 mg P

1. Den Kohlrabi in eine kleine Schüssel fein raspeln. Die Ananas in kleine Stücke schneiden und zum Kohlrabi geben.

2. Aus dem Zitronensaft, dem Zucker, dem Öl und dem nach Vorschrift zubereiteten doppelt konzentrierten Sonana Ren-o-mil Pulver eine Salatsauce rühren und mit Pfeffer abschmecken.

3. Die Sahne steif schlagen und vorsichtig unter die Salatsauce heben. Diese mit den Kohlrabiraspeln und den Ananasstückchen behutsam vermischen.

Kohlrabisalat

150 g Kohlrabi, geputzt
10 g Sonnenblumenöl (etwa 1 EßI.)
1 EßI. Essig
schwarzer Pfeffer, frisch gemahlen
5 g Schnittlauchröllchen

Gelingt leicht

Zubereitungszeit: etwa 15 Min.

Etwa: 543 kJ/129 kcal
3,2 g EW · 10 g F · 6 g KH
15 mg Na · 580 mg K
108 mg Ca · 80 mg P

1. Den Kohlrabi auf einer Rohkostreibe in eine kleine Schüssel fein raspeln.

2. Aus dem Öl, Essig und Pfeffer eine Marinade rühren, über den geraspelten Kohlrabi geben und alles miteinander vermischen.

3. Zum Servieren den Kohlrabisalat mit den Schnittlauchröllchen bestreuen.

Zucchini-Bananen-Rohkost

150 g Zucchino, geputzt
20 g Banane, geschält
5 g Zitronensaft (etwa 1 Teel.)
schwarzer Pfeffer, frisch gemahlen
40 g Sahne (etwa 4 Eßl.)

Raffiniert

Zubereitungszeit: etwa 10 Min.

Etwa: 710 kJ/170 kcal
3,6 g EW · 13 g F · 9 g KH
14 mg Na · 428 mg K
79 mg Ca · 68 mg P

1. Den Zucchino und die Banane in dünne Scheiben schneiden. Mit dem Zitronensaft beträufeln und mit Pfeffer würzen.

2. Die Sahne steif schlagen und unter die Zucchini- und die Bananenscheiben ziehen.

Tip!

Zucchini werden auch Courgettes oder Zucchetti genannt und werden von Mai bis Oktober angeboten. Die winzigen Kerne im hellen Fruchtfleisch sowie die Schale können mitgegessen werden.

Fernöstlicher Nudelsalat

50 g eiweißreduzierte Nudeln
30 g Lauch, geputzt
50 g Chinakohl, geputzt
30 g Salatgurke, geschält
30 g Sojasprossen (Reformhaus)
1 Eßl. Essig
½ Teel. Currypulver
schwarzer Pfeffer, frisch gemahlen
20 g Sonnenblumenöl (etwa 2 Eßl.)

Raffiniert

Zubereitungszeit: etwa 40 Min.
(+ 30 Min. zum Durchziehen)

Etwa: 1646 kJ/394 kcal
3,5 g EW · 22 g F · 45 g KH
24 mg Na · 289 mg K
70 mg Ca · 118 mg P

1. In einem breiten Topf etwa 1 l Wasser erhitzen. Die Nudeln darin nach Packungsanleitung bißfest kochen. Dann kalt abspülen und in eine Schüssel geben.

2. Inzwischen in einem zweiten Topf reichlich Wasser erhitzen. Den Lauch gut waschen, in feine Ringe schneiden und im kochenden Wasser kurz blanchieren. Dann in einem Sieb abtropfen lassen.

3. Den Chinakohl und die Gurke in Streifen schneiden.

4. Den Lauch, den Chinakohl, die Gurke und die Sojasprossen unter die Nudeln mischen.

5. Aus Essig, dem Curry und Pfeffer eine Salatsauce rühren, zuletzt das Sonnenblumenöl darunterrühren.

6. Die Salatsauce über den Nudelsalat gießen, gut vermengen und etwa 30 Minuten durchziehen lassen.

Tip!

Im Handel werden eiweißarme und eiweißreduzierte Nudeln sowie Spinatnudeln angeboten. Bei der Zubereitung dieser Nudeln sollten Sie sehr sorgfältig vorgehen. Bringen Sie reichlich Wasser zum Kochen und garen Sie die Teigwaren darin nicht zu weich. Dieser Punkt wird leicht überschritten. Die Nudeln dann in einem Sieb so lange unter fließendem kalten Wasser abspülen, bis das Wasser klar bleibt. Jetzt lassen sich die Nudeln gut verarbeiten. Sojakeimlinge enthalten nur etwa ein Zehntel der Eiweißmenge, die in Sojabohnen enthalten ist. Deshalb eignen sie sich auch für eine eiweißarme Ernährung.

Nudelsalat »eiweißarm«

50 g eiweißreduzierte Nudeln
50 g Tomate
30 g gekochte Möhre
30 g Gewürzgurke
20 g Mayonnaise (Seite 69)
schwarzer Pfeffer, frisch gemahlen
30 g Erbsen (aus der Dose)
3 g Schnittlauchröllchen

Läßt sich gut vorbereiten

Zubereitungszeit: etwa 30 Min.

Etwa: 1602 kJ/382 kcal
3,6 g EW · 18 g F · 50 g KH
146 mg Na · 269 mg K
29 mg Ca · 131 mg P

1. In einem breiten Topf etwa 1 l Wasser erhitzen. Die eiweißreduzierten Nudeln darin nach Packungsangabe bißfest kochen, kalt abspülen und in eine Schüssel geben.

2. Inzwischen die Tomate halbieren und im Mixer oder mit dem Pürierstab pürieren. Die Möhre und die Gewürzgurke sehr fein würfeln.

3. Die Mayonnaise mit Pfeffer würzen und mit der pürierten Tomate verrühren.

4. Die Nudeln mit den Möhren- und den Gurkenwürfeln sowie den Erbsen vorsichtig vermischen, die Mayonnaise dazugeben und alles gut durcheinandermengen. Mit den Schnittlauchröllchen bestreuen und servieren.

Tip!

Dazu paßt sehr gut ein eiweißarmer Toast mit Butter.

Variante:

Statt eiweißreduzierter Nudeln können Sie ausnahmsweise auch einmal Vollkornnudeln verwenden. Wenn die übrigen Zutaten gleichbleiben, verändert sich trotzdem der Nährstoffgehalt. Die Portion enthält dann etwa: 1494 kJ/357 kcal
10 g EW · 18 g F · 40 g KH
245 mg Na · 338 mg K
42 mg Ca · 135 mg P

Fenchelsalat in Weißweinsud

Eisgekühlt eignet sich dieses Gericht gut als Vorspeise.

150 g Fenchel, geputzt
50 g Weißwein (etwa 5 Eßl.)
10 g Zitronensaft (etwa 1 Eßl.)
etwa 1/8 l Wasser
10 g Olivenöl (etwa 1 Eßl.)
weißer Pfeffer, frisch gemahlen

Braucht etwas Zeit

Zubereitungszeit: etwa 25 Min.

Etwa: 750 kJ/179 kcal
3,7 g EW · 10 g F · 11 g KH
129 mg Na · 800 mg K
169 mg Ca · 82 mg P

1. Den Fenchel vierteln.

2. Den Weißwein mit dem Zitronensaft, dem Wasser, dem Öl und Pfeffer in einem Topf erhitzen. Die Fenchelviertel dazugeben und in etwa 20 Minuten darin weich dünsten. Dann den Fenchel aus dem Sud nehmen, auf einer Platte anrichten und abkühlen lassen.

3. Den Sud durch ein Sieb über den Fenchel gießen.

Im Bild hinten:
Fenchelsalat in Weißweinsud
Im Bild vorne:
Nudelsalat »eiweißarm«

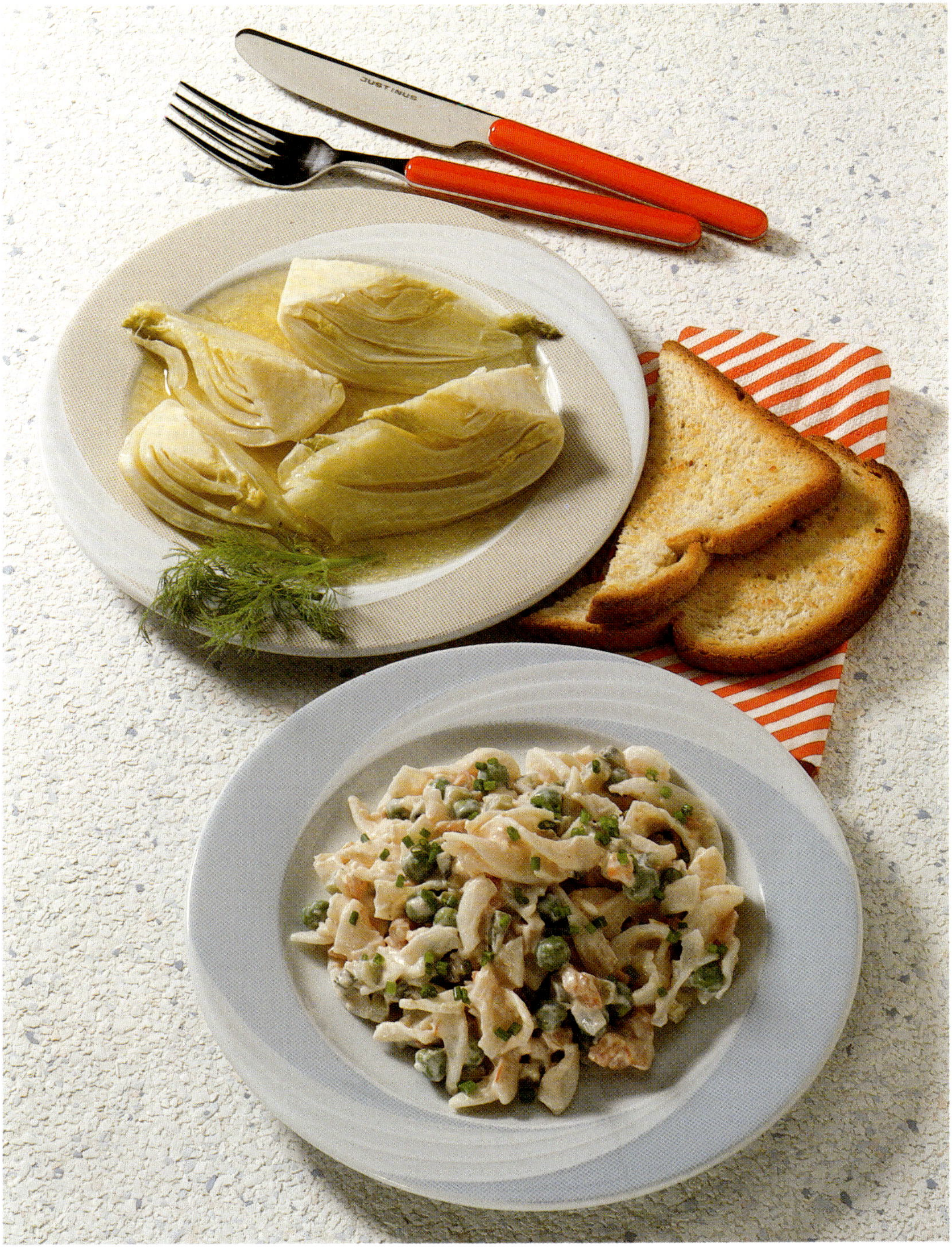
JUSTINUS

Aïoli

30 g Mayonnaise (Seite 69)
½ Knoblauchzehe
Zitronensaft nach Geschmack

**Spezialität aus
Frankreich
Kalorienreich**

Zubereitungszeit: etwa 10 Min.

Etwa: 981 kJ/234 kcal
0,5 g EW · 24 g F · 2 g KH
60 mg Na · 11 mg K
6 mg Ca · 11 mg P

1. Die Mayonnaise in eine kleine Schüssel geben. Die Knoblauchzehe schälen und zur Mayonnaise pressen.

2. Den Knoblauch mit der Mayonnaise gut verrühren. Die Aïoli nach Geschmack mit Zitronensaft abschmecken.

Tip!
Die Aïoli paßt als Dip sehr gut zu Gemüse.

Remouladen-
sauce

20 g Zwiebel, geschält
20 g Apfel, geschält
20 g Gewürzgurke
2 Stengel Schnittlauch
2 Stengel Petersilie
10 g saure Sahne
10 g Mayonnaise (Seite 69)
schwarzer Pfeffer, frisch gemahlen

Läßt sich gut vorbereiten

Zubereitungszeit: etwa 20 Min.

Etwa: 494 kJ/118 kcal
1,2 g EW · 10 g F · 5 g KH
28 mg Na · 123 mg K
29 mg Ca · 27 mg P

1. Die Zwiebel, den Apfel und die Gewürzgurke fein hacken. Den Schnittlauch und die Petersilie waschen. Den Schnittlauch in dünne Röllchen schneiden. Die Petersilie fein hacken.

2. Die saure Sahne und die Mayonnaise miteinander verrühren und die gehackte Zwiebel, den Apfel und die Gewürzgurke sowie den Schnittlauch und die Petersilie dazugeben. Mit Pfeffer abschmecken.

Tip!
Die Remouladensauce schmeckt gut zu Folienkartoffeln.

Currysauce

30 g Apfel, geschält
30 g Banane, geschält
10 g saure Sahne
20 g Mayonnaise (Seite 69)
½ Teel. Currypulver

Raffiniert

Zubereitungszeit: etwa 20 Min.

Etwa: 884 kJ/211 kcal
0,9 g EW · 18 g F · 10 g KH
46 mg Na · 176 mg K
17 mg Ca · 24 mg P

1. Den Apfel auf einer Rohkostreibe raspeln. Die Banane mit einer Gabel zerdrücken.

2. Die saure Sahne und die Mayonnaise verrühren, den geriebenen Apfel und die Banane zugeben und mit dem Currypulver abschmecken.

Tip!
Diese Sauce paßt gut zu Reisgerichten.

Mayonnaise

Zutaten für 185 g:
10 g Ei-Ersatz
40 ml kaltes Wasser
10 g Senf
⅛ l Sonnenblumenöl
schwarzer Pfeffer, frisch gemahlen

Gut vorzubereiten
Grundrezept

Zubereitungszeit: etwa 10 Min.

Etwa: 4960 kJ/1185 kcal
1,5 g EW · 127 g F · 8 g KH
314 mg Na · 35 mg K
24 mg Ca · 38 mg P

1. Den Ei-Ersatz mit dem Wasser verrühren und mit dem Handrührgerät schaumig aufschlagen.

2. Den Senf dazugeben und gut darunterrühren.

3. Das Öl zunächst tropfenweise, dann in einem dünnen Strahl darunterschlagen. So lange rühren, bis das ganze Öl verbraucht ist und die Masse cremig-fest geworden ist. Mit Pfeffer abschmecken.

Tip!

Die Mayonnaise können Sie in einem Schraubglas etwa 1 Woche im Kühlschrank aufbewahren.

Apfel-Meer-rettich-Sahne

Frischer Meerrettich schmeckt viel schärfer als der aus dem Glas. Das sollten Sie beim Zubereiten der Sauce bedenken.

10 g frischer Meerrettich, geschält
(oder aus dem Glas)
20 g Apfel, geschält
1 g Zitronensaft (1 Spritzer)
10 g Sonana Ren-o-mil Pulver
30 g Sahne (etwa 3 Eßl.)

Scharf

Zubereitungszeit: etwa 10 Min.

Etwa: 658 kJ/157 kcal
1,6 g EW · 11 g F · 11 g KH
21 mg Na · 122 mg K
83 mg Ca · 30 mg P

1. Den Meerrettich auf der Rohkostreibe fein reiben. Den Apfel dazureiben und alles mit dem Zitronensaft beträufeln.

2. Das Sonana Ren-o-mil Pulver darunterrühren.

3. Die Sahne sehr steif schlagen und unter die Apfel-Meer-rettich-Mischung heben.

4. Apfel-Meerettich-Sahne schmeckt als Dip zu Brot oder Gemüse.

Sauce Tartare

20 g Zwiebel, geschält
50 g Gewürzgurke
1 kleiner Stengel Petersilie
1½ Stengel Schnittlauch
20 g Mayonnaise (Rezept auf dieser Seite)
20 g saure Sahne

Kalorienreich

Zubereitungszeit: etwa 10 Min.

Etwa: 863 kJ/206 kcal
1,7 g EW · 20 g F · 4 g KH
53 mg Na · 87 mg K
33 mg Ca · 32 mg P

1. Die Zwiebel und die Gewürzgurke fein hacken. Die Petersilie gut waschen, trockenschütteln und die Blätter ebenfalls fein hacken. Den Schnittlauch waschen und in feine Röllchen schneiden.

2. Die Mayonnaise mit der sauren Sahne verrühren, die gehackte Zwiebel, die Gewürzgurke, die gehackte Petersilie sowie die Schnittlauchröllchen unterheben und mit Pfeffer abschmecken.

3. Sauce Tartare können Sie zu Gemüse im Ausbackteig oder zu Kartoffeln servieren.

Knusperbällchen

Den eiweißarmen Spezialgrieß und das eiweißarme Paniermehl bekommen Sie im Reformhaus. Beides können Sie auch direkt beim Hersteller bestellen. Die Adresse finden Sie auf Seite 12.

50 ml Sonana Ren-o-mil
Standardauflösung, nach Vorschrift
zubereitet
50 ml Weißwein (etwa 5 Eßl.)
30 g eiweißarmer Spezialgrieß
10 g Zucker
1 g Ei-Ersatz
3 g eiweißarmes Paniermehl
¼ l Sonnenblumenöl
(berechnet werden davon 10 g,
die an den Bällchen haften
bleiben)

Raffiniert

Zubereitungszeit: etwa 30 Min.

Etwa: 1434 kJ/342 kcal
0,8 g EW · 13 g F · 48 g KH
22 mg Na · 64 mg K
55 mg Ca · 41 mg P

1. Das nach Vorschrift zubereitete Sonana Ren-o-mil Pulver und den Weißwein in einem Topf zum Kochen bringen.

2. Den Grieß einstreuen und bei schwacher Hitze unter Rühren in etwa 20 Minuten garen. Den Zucker unterrühren. Den Grießbrei auf einen Teller streichen und erkalten lassen.

3. Inzwischen den Ei-Ersatz in einer Tasse mit etwas Wasser anrühren. Das Paniermehl auf einen kleinen Teller geben.

4. In einem hohen Topf das Öl erhitzen.

5. In der Zwischenzeit aus dem erkalteten Grießbrei kleine Bällchen formen und diese zuerst in dem Ei-Ersatz und dann im Paniermehl wenden.

6. Mit einem Holzlöffelstiel prüfen, ob das Öl heiß genug ist. Dies ist der Fall, wenn Bläschen am Stiel aufsteigen. Die Grießbällchen im heißen Öl hellbraun backen.

Tip!
Zu den Knusperbällchen schmeckt ausgezeichnet eine Kirsch- oder Johannisbeersauce (Seite 76).

Grießflammeri mit Orangenfilets

100 ml Sonana Ren-o-mil
Standardauflösung, nach Vorschrift
zubereitet
50 ml Weißwein (etwa 5 Eßl.)
10 g eiweißarmer Spezialgrieß
1 kleine Orange
30 g Sahne (etwa 3 Eßl.)
15 g Zucker

Preiswert

Zubereitungszeit: etwa 30 Min.

Etwa: 1400 kJ/333 kcal
2,1 g EW · 14 g F · 42 g KH
32 mg Na · 125 mg K
137 mg Ca · 43 mg P

1. Das nach Vorschrift zubereitete Sonana Ren-o-mil und den Weißwein in einem Topf zum Kochen bringen.

2. Den Grieß einstreuen und bei schwacher Hitze unter Rühren in etwa 20 Minuten garen.

3. In der Zwischenzeit die Orange schälen, filieren und 20 g Orangenfilets abwiegen.

4. Die Sahne steif schlagen.

5. Unter den fertigen Grießbrei den Zucker und die Orangenfilets rühren. Zum Schluß die steif geschlagene Sahne unterheben.

Tip!
Die Orange so schälen, daß auch die weiße Haut entfernt wird. Die Orange in die Hand nehmen und mit einem dünnen scharfen Messer die Scheiben aus den Häuten schneiden.

Arme Ritter

70 g streng eiweißarmes Brot

30 ml Weißwein (etwa 3 Eßl.)

20 ml Sonana Ren-o-mil
Standardauflösung, nach Vorschrift
zubereitet

10 g eiweißarme Mehlmischung

5 g Vanille-Puddingpulver

10 g Weizenmehl

20 g Butter

10 g Zucker

1 Teel. Zimtpulver

Kalorienreich

Zubereitungszeit: etwa 25 Min.

Etwa: 2121 kJ/506 kcal
2,1 g EW · 22 g F · 69 g KH
17 mg Na · 67 mg K
45 mg Ca · 48 mg P

1. Das Brot in Scheiben schneiden, kurz im Weißwein einweichen, herausnehmen und beiseite stellen.

2. Aus dem nach Vorschrift zubereiteten Sonana Ren-o-mil, dem eiweißarmen Mehl, dem Puddingpulver und dem Weizenmehl einen Pfannkuchenteig rühren.

3. Die Brotscheiben gut in dem Teig wenden.

4. Die Butter in einer Pfanne erhitzen und die Brotscheiben darin bei mittlerer Hitze von beiden Seiten in etwa 5 Minuten goldbraun backen.

5. Den Zucker mit dem Zimt mischen und die Armen Ritter damit bestreuen.

Tip!
Dazu paßt gut die Vanillesauce (Seite 76).

Kirschenmichel

60 g eiweißarmes Brot

40 g Sonana Ren-o-mil Standardauflösung, nach Vorschrift
zubereitet

40 g Sahne (etwa 4 Eßl.)

20 g Ei-Ersatz

80 ml Wasser

30 g Zucker

20 g Butter

30 g Sauerkirschen, entsteint
(frisch oder aus dem Glas)

Kalorienreich

Zubereitungszeit: etwa 30 Min.

Etwa: 2909 kJ/694 kcal
2,9 g EW · 35 g F · 90 g KH
358 mg Na · 130 mg K
78 mg Ca · 87 mg P

1. Das Brot in Würfel schneiden. Das nach Vorschrift zubereitete Sonana Ren-o-mil mit der Sahne mischen und die Brotwürfel kurz darin einweichen. Den Backofen auf 175° (Gas Stufe 2) vorheizen.

2. Den Ei-Ersatz mit dem Wasser schaumig rühren. Den Zucker einrieseln lassen und weiterrühren. Dann die Brotwürfel untermischen.

3. Eine kleine feuerfeste Form mit 10 g Butter einfetten. Die Masse in die Form geben, mit den Sauerkirschen belegen und die restliche Butter in Flöckchen darauf verteilen.

4. Den Kirschenmichel im Backofen (Mitte) in etwa 15 Minuten backen, bis die Oberfläche goldbraun ist.

Apfelküchle

5 g Ei-Ersatz

20 ml Wasser

60 ml Sonana Ren-o-mil Standardauflösung, nach Vorschrift zubereitet

10 g eiweißarme Mehlmischung

5 g Vanille-Puddingpulver

10 g Weizenmehl

5 g Zucker

1 Apfel

20 g Butter

Kalorienreich

Zubereitungszeit: etwa 25 Min.

Etwa: 1600 kJ/382 kcal
2,2 g EW · 20 g F · 47 g KH
42 mg Na · 139 mg K
70 mg Ca · 34 mg P

1. Den Ei-Ersatz mit dem Wasser anrühren und quellen lassen.

2. Das nach Vorschrift zubereitete Sonana Ren-o-mil, das eiweißarme Mehl, das Puddingpulver, das Weizenmehl, den Zucker sowie den gequollenen Ei-Ersatz in einer Schüssel gut miteinander verrühren.

3. Den Apfel schälen, das Kerngehäuse ausstechen (das geht am besten mit einem Ausstecher) und den Apfel in dicke Scheiben schneiden. Davon 80 g abwiegen.

4. Die Butter in einer Pfanne erhitzen. Die Apfelringe in den Teig tauchen und gleich im heißen Fett von beiden Seiten goldbraun braten.

Tip!

Wenn Sie keinen Apfelausstecher haben, schneiden Sie den Apfel mit Kernhaus in Ringe und entfernen Sie dieses dann mit einem spitzen Messer.

Ananas-beignets

Sie können auch frische Ananas verwenden. Hiervon ein Stück schälen, die Augen ausstechen und das Stück in Scheiben schneiden. Aus den Scheiben den Strunk entfernen, 100 g Fruchtfleisch abwiegen.

5 g Ei-Ersatz

20 ml Wasser

60 ml Sonana Ren-o-mil Standardauflösung, nach Vorschrift zubereitet

10 g eiweißarme Mehlmischung

5 g Vanille-Puddingpulver

10 g Weizenmehl

5 g Zucker

100 g Ananas in Scheiben (aus der Dose)

¼ l Sonnenblumenöl (berechnet werden davon 10 g, die an den Beignets haften bleiben)

Raffiniert

Zubereitungszeit: etwa 30 Min.

Etwa: 1570 kJ/374 kcal
2,3 g EW · 13 g F · 61 g KH
41 mg Na · 95 mg K
73 mg Ca · 27 mg P

1. Den Ei-Ersatz mit dem Wasser anrühren und quellen lassen.

2. Das nach Vorschrift zubereitete Sonana Ren-o-mil, das eiweißarme Mehl, das Puddingpulver, das Weizenmehl, den Zucker sowie den gequollenen Ei-Ersatz in eine Schüssel geben und alles gut miteinander verrühren.

3. Die Ananasscheiben gut abtropfen lassen.

4. Das Öl in einem hohen Topf erhitzen. Die Ananasscheiben in den Pfannkuchenteig tauchen und gleich im heißen Fett goldbraun ausbacken.

Tip!

Dazu paßt gut Vanillesauce (Seite 76).

Im Bild hinten: Apfelküchle
Im Bild vorne: Ananasbeignets

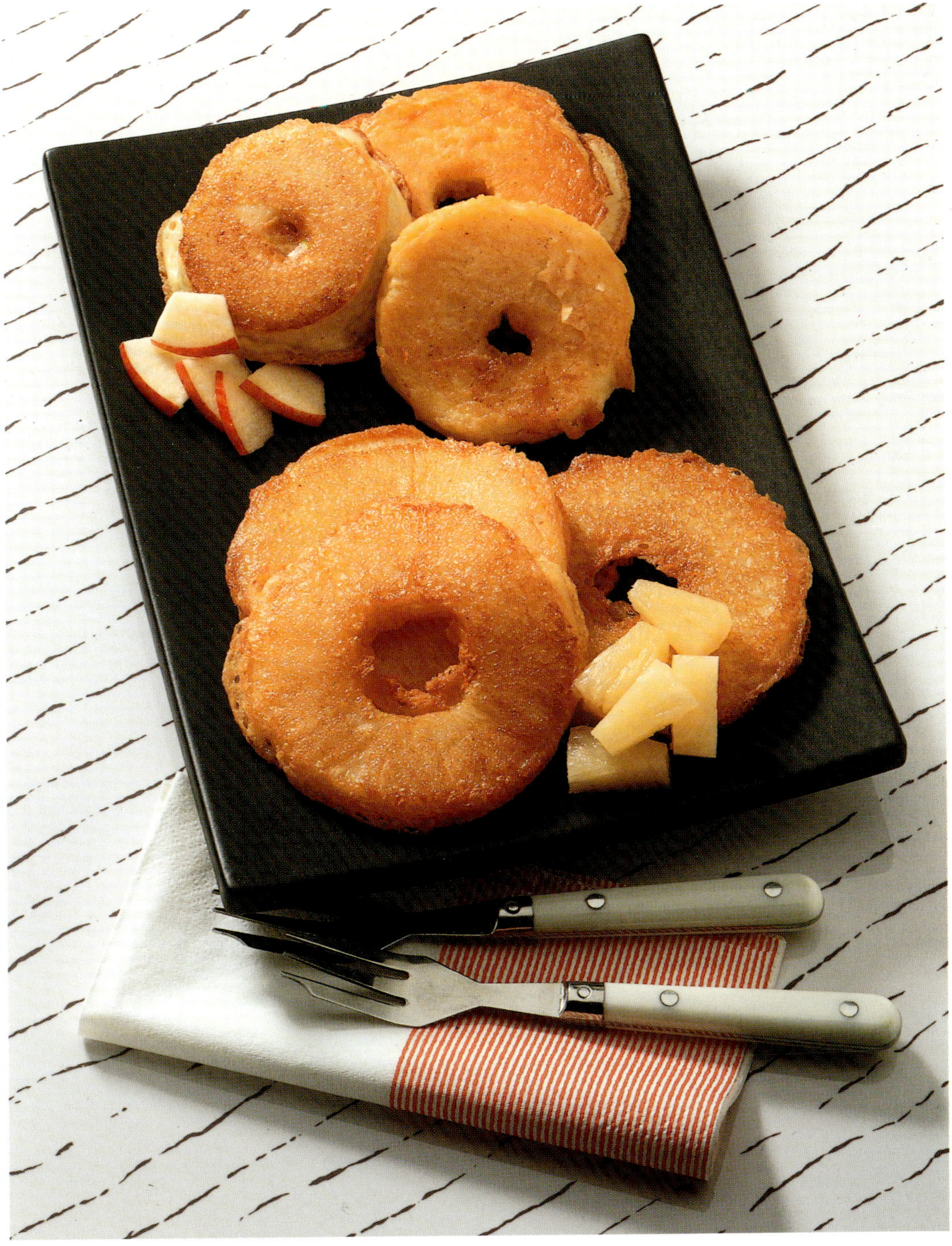

SÜSSE HAUPTGERICHTE UND SAUCEN

Grießschnitten

160 ml Sonana Ren-o-mil
Standardauflösung, nach Vorschrift
zubereitet
20 g Sahne (etwa 2 Eßl.)
20 ml Weißwein (etwa 2 Eßl.)
60 g eiweißarmer Spezialgrieß
20 g Zucker
etwas abgeriebene Schale von
1 unbehandelten Zitrone
1 g Ei-Ersatz
8 g eiweißarmes Paniermehl
Zimtpulver
20 g Butter

Braucht etwas Zeit
Kalorienreich

Zubereitungszeit: etwa 40 Min.

Etwa: 3060 kJ/729 kcal
2,7 g EW · 31 g F · 104 g KH
58 mg Na · 90 mg K
181 mg Ca · 96 mg P

1. Das nach Vorschrift zubereitete Sonana Ren-o-mil, die Sahne und dann den Weißwein in
einem Topf zum Kochen bringen. Den Grieß einstreuen und
bei schwacher Hitze unter Rühren in etwa 20 Minuten garen.
Mit dem Zucker und etwas
Zitronenschale abschmecken.

2. Ein Backblech kalt abspülen. Den Grießbrei etwa 1 cm
dick auf das Blech streichen
und auskühlen lassen.

3. Inzwischen den Ei-Ersatz in
einer Tasse mit 1 Eßlöffel Wasser anrühren. Das Paniermehl
mit Zimt gut mischen und auf einen Teller geben.

4. Den Grießbrei nach dem
Erkalten in Rechtecke schneiden
und diese zuerst in dem Ei-
Ersatz und dann im Paniermehl
wenden.

5. Die Butter in einer Pfanne erhitzen und die Grießschnitten
darin von beiden Seiten bei
mittlerer Hitze in etwa 5 Minuten goldbraun braten.

Tip!
Die Grießschnitten schmek-
ken gut mit Kirsch- oder
Johannisbeersauce
(Seite 76).

Grießbrei

250 ml Sonana Ren-o-mil
Standardauflösung, nach Vorschrift
zubereitet
50 g Sahne (etwa 5 Eßl.)
15 g eiweißarmer Spezialgrieß
20 g Zucker
5 g Zimtpulver

Gelingt leicht

Zubereitungszeit: etwa 20 Min.

Etwa: 2292 kJ/546 kcal
3,8 g EW · 26 g F · 72 g KH
69 mg Na · 74 mg K
290 mg Ca · 59 mg P

1. Das nach Vorschrift zubereitete Sonana Ren-o-mil und die
Sahne in einem Topf zum Kochen bringen. Den Grieß einstreuen und bei schwacher Hitze unter Rühren in etwa 20 Minuten garen. Mit 10 g Zucker
abschmecken.

2. Den restlichen Zucker mit
dem Zimt vermischen und den
fertigen Grießbrei damit
bestreut servieren.

Tip!
Dazu schmeckt gut ein
Kompott.

Variante:
Eine kalorienreiche Zwischenmahlzeit bekommen Sie, wenn
Sie den Grießbrei kalt werden
lassen. Kurz vor dem Servieren
in ein Schälchen stürzen, dabei
eventuell vorher den Rand mit
einem Messer lösen. Mit etwas
Himbeersirup schmeckt der
Grießbrei noch besser.

Kirschpfann-
kuchen

10 g Ei-Ersatz
40 ml Wasser
100 ml Sonana Ren-o-mil
Standardauflösung, nach Vorschrift
zubereitet
15 g eiweißarme Mehlmischung
10 g Vanille-Puddingpulver
20 g Weizenmehl
10 g Zucker
50 g Sauerkirschen, entsteint
(frisch oder aus dem Glas)
20 g Butter

Kalorienreich

Zubereitungszeit: etwa 25 Min.

Etwa: 2164 kJ/516 kcal
4,3 g EW · 22 g F · 74 g KH
77 mg Na · 100 mg K
110 mg Ca · 50 mg P

1. Den Ei-Ersatz mit dem
Wasser anrühren und quellen
lassen.

2. Dann das nach Vorschrift zubereitete Sonana Ren-o-mil, das
eiweißarme Mehl, das Pud-
dingpulver, das Weizenmehl,
den Zucker und den Ei-Ersatz in
eine Schüssel geben und aus
allen Zutaten einen dickflüssi-
gen Pfannkuchenteig herstellen.

3. Die Sauerkirschen unter den
Pfannkuchenteig mischen.

4. Die Hälfte der Butter in einer
Pfanne erhitzen. Die Hälfte vom
Teig hineingeben und bei mittlerer Hitze braten, bis er fest
wird. Den Pfannkuchen wen-

den und goldbraun backen und
warm halten. Den zweiten
Pfannkuchen zubereiten.

Tip!

Sollte der Pfannkuchenteig
zu fest sein, mit etwas
Wasser verdünnen.

Marillenknödel

Marille ist die österreichische
Bezeichnung für Aprikose.

250 g ungeschälte Kartoffeln
10 g Ei-Ersatz
2 große Aprikosen, entsteint
(100 g)
2 Stück Würfelzucker (12 g)
20 g Butter
10 g eiweißarmes Paniermehl
10 g Zucker

Spezialität aus
Österreich
Kaliumreich

Zubereitungszeit: etwa 1 Std.

Etwa: 2133 kJ/509 kcal;
5,4 g EW · 18 g F · 80 g KH ·
64 mg Na · 1206 mg K ·
38 mg Ca · 147 mg P

1. Die Kartoffeln gut abbürsten,
in einem Topf mit kaltem Wasser aufsetzen und dann in etwa
25 Minuten kochen.

2. Die Kartoffeln abgießen,
schälen und noch heiß durch
eine Kartoffelpresse drücken.
Davon 200 g abwiegen.

3. Den Ei-Ersatz mit 40 ml
Wasser anrühren und quellen
lassen. Dann mit 30 ml warmem Wasser zu den durch-
gepreßten Kartoffeln geben und
alle Zutaten zu einem Teig
kneten.

4. In einem Topf reichlich
Wasser zum Kochen bringen.
In die Aprikosen je 1 Stück
Würfelzucker legen.

5. Die so gefüllten Aprikosen
dick mit Kartoffelteig umhüllen
und dabei Knödel formen.

6. Die Knödel in das kochende
Wasser legen und bei schwacher Hitze im offenen Topf in
etwa 25 Minuten gar ziehen
lassen.

7. Inzwischen in einer Pfanne
die Butter zerlassen, das Paniermehl und den Zucker dazugeben und unter Rühren bei mittlerer Hitze so lange rösten, bis
der Zucker karamelisiert ist.

8. Die Knödel mit einer
Schaumkelle aus dem Topf nehmen, abtropfen lassen und mit
den Bröseln bestreut servieren.

Kirschsauce

50 g Sauerkirschen, entsteint
(frisch oder aus dem Glas)
50 ml Wasser
10 g Zucker
½ Zimtstange
3 g Maisstärke

Gelingt leicht

Zubereitungszeit: etwa 10 Min.

Etwa: 316 kJ/75 kcal
0,6 g EW · 0,2 g F · 18 g KH
1 mg Na · 57 mg K
4 mg Ca · 7 mg P

1. Die Kirschen mit dem Wasser, dem Zucker und der halben Zimtstange zum Kochen bringen. Frische Kirschen bei schwacher Hitze etwa 5 Minuten köcheln lassen.

2. Die Maisstärke mit wenig Wasser anrühren, unter die Kirschsauce rühren und kurz aufkochen lassen. Vor dem Servieren den Zimt entfernen.

Tip!

Schmeckt gut zu Vanillepudding oder Knusperbällchen (Seite 70). Sie können die Kirschsauce heiß oder kalt servieren.

Johannisbeer-sauce

Sie schmeckt gut zu allen Grießgerichten. Je nach Geschmack können Sie die Sauce heiß oder kalt servieren.

50 g rote Johannisbeeren, geputzt
50 ml Wasser
10 g Zucker
3 g Maisstärke

Gelingt leicht

Zubereitungszeit: etwa 10 Min.

Etwa: 290 kJ/69 kcal
0,6 g EW · 0,1 g F · 16 g KH
0,6 mg Na · 119 mg K
14 mg Ca · 14 mg P

1. Die Johannisbeeren mit dem Wasser und dem Zucker zum Kochen bringen.

2. Die Maisstärke mit wenig Wasser anrühren, unter die Johannisbeersauce rühren und kurz aufkochen lassen.

Tip!

Sie können die Johannisbeeren auch pürieren und mit dem Wasser und dem Zucker kochen.

Vanillesauce

120 ml Sonana Ren-o-mil, doppelt
konzentriert, nach Vorschrift
zubereitet
10 g Vanille-Saucenpulver
5 g Zucker
30 g Sahne (etwa 3 Eßl.)

Gelingt leicht

Zubereitungszeit: etwa 10 Min.

Etwa: 1645 kJ/392 kcal
3,2 g EW · 19 g F · 50 g KH
58 mg Na · 43 mg K
264 mg Ca · 31 mg P

1. Das nach Vorschrift zubereitete doppelt konzentrierte Sonana Ren-o-mil in einem Topf erhitzen. Inzwischen das Vanille-Saucenpulver und den Zucker mit wenig Wasser anrühren, in das heiße Ren-o-mil rühren und kurz aufkochen lassen. Die Sauce erkalten lassen.

2. Die Sahne steif schlagen und unter die abgekühlte Sauce heben.

Tip!

Vanillesauce paßt zu fast jeder Süßspeise. Besonders gut zu Armen Rittern (Seite 71) oder zu Ananasbeignets (Seite 72).

Im Bild hinten: Kirschsauce
Im Bild Mitte: Johannisbeersauce
Im Bild vorne: Vanillesauce

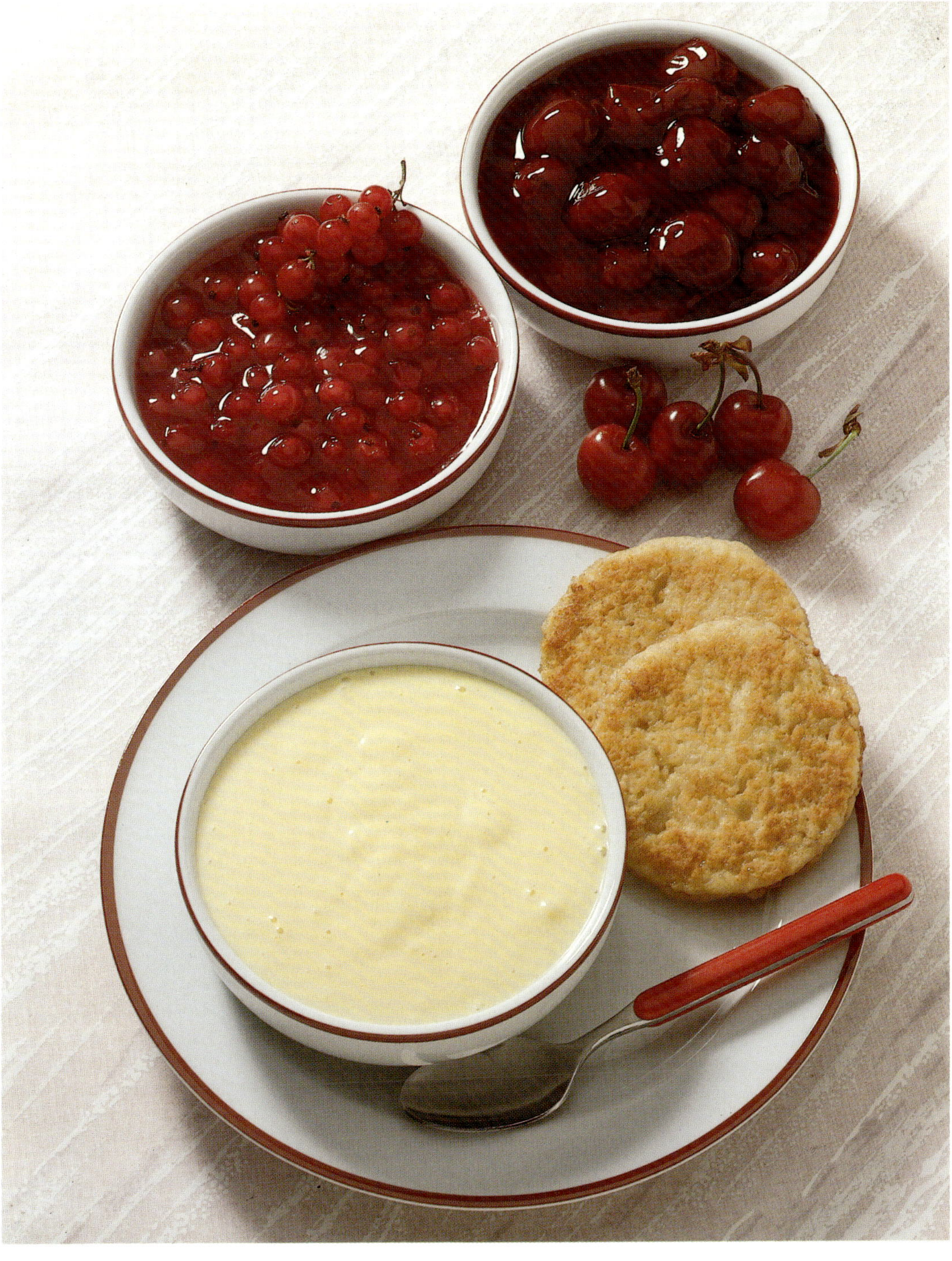

Apfelmus ohne Zucker

200 g Äpfel, geputzt

5 g Zitronensaft (etwa 1 Teel.)

20 ml Wasser

1 Zimtstange

Schnell

Zubereitungszeit: etwa 20 Min.

Etwa: 445 kJ/106 kcal
0,6 g EW · 1 g F · 24 g KH
4 mg Na · 295 mg K
15 mg Ca · 23 mg P

1. Die Äpfel in Spalten schneiden und in einen Topf geben.

2. Den Zitronensaft über die Äpfel träufeln, das Wasser und die Zimtstange dazugeben.

3. Alles erhitzen und bei schwacher Hitze 5–10 Minuten (je nach Reifegrad der Äpfel) köcheln.

4. Die Masse durch ein Sieb streichen und abkühlen lassen.

Erdbeeren mit Sahne

60 g frische Erdbeeren, geputzt (ersatzweise tiefgekühlte)

10 g Zucker

30 g Sahne (etwa 3 Eßl.)

Ganz einfach Schnell

Zubereitungszeit: etwa 10 Min.

Etwa: 638 kJ/152 kcal
1,2 g EW · 9 g F · 14 g KH
11 mg Na · 127 mg K
38 mg Ca · 33 mg P

1. Die Erdbeeren vierteln und mit dem Zucker bestreuen. (Tiefgekühlte Früchte nur auftauen und zuckern.)

2. Die Sahne steif schlagen und zu den Erdbeeren servieren.

Weincreme

100 ml Weißwein

50 ml Wasser

30 g Sonana Ren-o-mil Pulver

10 g Vanille-Puddingpulver

10 g Zucker

30 g Sahne (etwa 3 Eßl.)

Gelingt leicht

Zubereitungszeit: etwa 30 Min.

Etwa: 1576 kJ/376 kcal
2,3 g EW · 15 g F · 43 g KH
40 mg Na · 132 mg K
175 mg Ca · 35 mg P

1. Den Weißwein mit dem Wasser (davon 2 Eßlöffel zurückbehalten) in einem Topf zum Kochen bringen.

2. Das Sonana Ren-o-mil Pulver und das Puddingpulver mit dem Zucker mischen und mit dem zurückbehaltenen Wasser anrühren.

3. Unter Rühren in den kochenden Wein gießen. Alles kurz aufkochen. Dann die Creme in

eine kleine Schüssel füllen und etwas abkühlen lassen.

4. Die Sahne steif schlagen und unter die leicht abgekühlte Creme heben. Die Weincreme gleich servieren oder erst im Kühlschrank ganz kalt werden lassen.

Heidelbeer- creme

100 g Heidelbeeren, abgezupft

50 ml Wasser

10 g Zucker

30 g Sonana Ren-o-mil Pulver

10 g Maisstärke

30 g Sahne (etwa 3 Eßl.)

Läßt sich gut vorbereiten

Zubereitungszeit: etwa 30 Min.

Etwa: 1667 kJ/398 kcal
2,8 g EW · 15 g F · 60 g KH
40 mg Na · 116 mg K
178 mg Ca · 39 mg P

1. Die Heidelbeeren mit 30 ml Wasser und dem Zucker in einem kleinen Topf zum Kochen bringen.

2. Das Sonana Ren-o-mil Pulver und die Stärke mit dem restlichen Wasser anrühren und unter die Heidelbeeren rühren. Alles kurz aufkochen. Dann die Creme in eine kleine Schüssel füllen und abkühlen lassen.

3. Vor dem Servieren die Sahne steif schlagen und unter die Creme ziehen.

Pfirsich auf Vanillespiegel

½ Pfirsich, geschält (100 g)
10 g Zucker
100 ml Sonana Ren-o-mil, doppelt konzentriert, nach Vorschrift zubereitet
5 g Vanille-Puddingpulver
10 g Sahne (etwa 1 Eßl.)
10 ml Himbeersirup

Raffiniert

Zubereitungszeit: etwa 30 Min.

Etwa: 1507 kJ/359 kcal
2,9 g EW · 11 g F · 60 g KH
44 mg Na · 232 mg K
217 mg Ca · 38 mg P

1. Die Pfirsichhälfte in einem kleinen Topf mit 5 g Zucker in wenig Wasser zugedeckt bei schwacher Hitze in etwa 10 Minuten weich dünsten. Danach abkühlen lassen.

2. Inzwischen das nach Vorschrift zubereitete doppelt konzentrierte Sonana Ren-o-mil (2 Eßlöffel davon abnehmen) in einem kleinen Topf erhitzen. Das Puddingpulver mit dem restlichen Zucker mischen und mit dem zurückbehaltenen Sonana Ren-o-mil anrühren.

3. Die Puddingpulver-Masse unter Rühren in das heiße Sonana Ren-o-mil geben und kurz aufkochen lassen. Die Vanillesauce abkühlen lassen.

4. Inzwischen die Sahne steif schlagen.

5. Vor dem Servieren mit der Vanillesauce einen Spiegel in einen Teller gießen. Die Pfirsichhälfte darauf legen, mit dem Himbeersirup beträufeln und mit Sahnetupfen verzieren. Die restliche Sauce extra dazu servieren.

Tip!

Ein vollreifer Pfirsich läßt sich ganz leicht häuten. Eine nicht ganz reife Frucht müssen Sie erst mit heißem Wasser überbrühen und etwas ziehen lassen, ehe sich die Haut lösen läßt. Himbeersirup eignet sich hervorragend zur Energieanreicherung. 10 ml Himbeersirup entsprechen etwa 1 Eßlöffel und enthalten etwa: 115 kJ/27 kcal
0 g EW · 0 g F · 7 g KH
0,2 mg Na · 9 mg K
1,6 mg Ca · 1,5 mg P

Rumcreme

120 ml Sonana Ren-o-mil, doppelt konzentriert, nach Vorschrift zubereitet
10 g Vanille-Puddingpulver
20 g Zucker
30 g Sahne (etwa 3 Eßl.)
20 ml Rum (etwa 2 Eßl.)

Kalorienreich

Zubereitungszeit: etwa 30 Min.

Etwa: 2080 kJ/496 kcal
3,2 g EW · 19 g F · 65 g KH
58 mg Na · 43 mg K
264 mg Ca · 30 mg P

1. Das nach Vorschrift zubereitete doppelt konzentrierte Sonana Ren-o-mil bis auf 2 Eßlöffel in einem Topf zum Kochen bringen.

2. Das Puddingpulver und den Zucker mischen und mit dem zurückbehaltenen Sonana Ren-o-mil anrühren. Die Pudding-Masse unter Rühren in das heiße Sonana Ren-o-mil geben und kurz aufkochen. Die Creme in eine Schüssel füllen und dann abkühlen lassen.

3. Vor dem Servieren die Sahne steif schlagen.

4. Den Rum unter die Creme rühren, dann die steif geschlagene Sahne unterheben und kalt stellen.

Vanille-pudding mit Himbeersirup

120 ml Sonana Ren-o-mil, doppelt
konzentriert, nach Vorschrift
zubereitet

10 g Vanille-Puddingpulver

5 g Zucker

30 g Sahne (etwa 3 Eßl.)

30 ml Himbeersirup

Gelingt leicht

Zubereitungszeit: etwa 30 Min.

Etwa: 1991 kJ/475 kcal
3,2 g EW · 19 g F · 71 g KH
58 mg Na · 70 mg K
268 mg Ca · 35 mg P

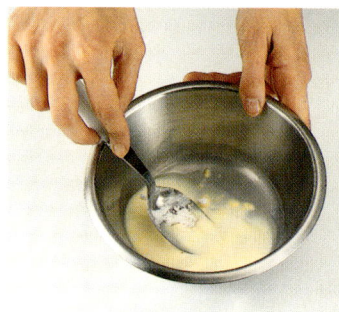

1. Das nach Vorschrift zubereitete doppelt konzentrierte Sonana Ren-o-mil bis auf 2 Eßlöffel in einem Topf zum Kochen bringen. Das Puddingpulver und den Zucker mischen und mit dem zurückbehaltenen Sonana Ren-o-mil anrühren.

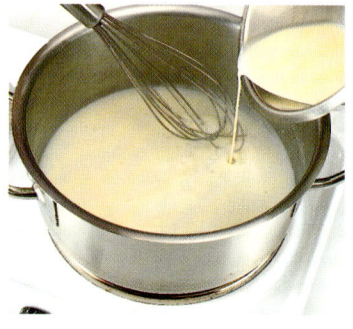

2. Die Pudding-Masse in das heiße Sonana Ren-o-mil rühren und alles kurz aufkochen lassen. Den Vanillepudding in eine Schüssel füllen und etwas abkühlen lassen.

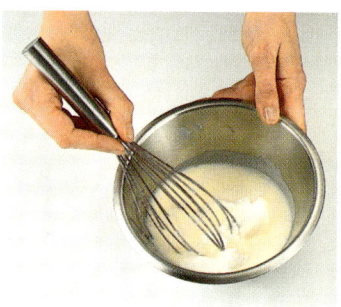

3. Die Sahne steif schlagen und unter den abgekühlten Pudding heben. Den Pudding in ein kalt ausgespültes Förmchen füllen und kalt stellen.

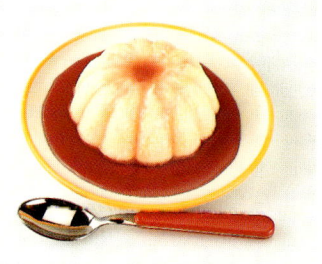

4. Zum Servieren den Vanillepudding stürzen und mit dem Himbeersirup übergießen.

Birne nach Helenes Art

Dieses Rezept ist dem Original der »Birne Helene« nachempfunden und schmeckt natürlich genauso gut!

½ kleine Birne, geschält (80 g)

15 g Zucker

100 ml Sonana Ren-o-mil, doppelt konzentriert, nach Vorschrift zubereitet

6 g Schokoladen-Puddingpulver

20 ml Weinbrand oder Wasser (etwa 2 Eßl.)

20 g Sahne (etwa 2 Eßl.)

Raffiniert
Kalorienreich

Zubereitungszeit: etwa 30 Min.

Etwa: 1784 kJ/425 kcal
3,3 g EW · 14 g F · 58 g KH
48 mg Na · 133 mg K
223 mg Ca · 33 mg P

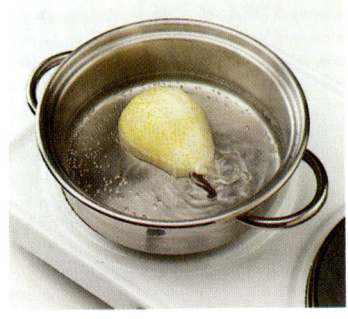

1. Die halbe Birne in einem kleinen Topf mit wenig Wasser und 5 g Zucker zugedeckt in 5–10 Minuten (je nach Reifegrad) weich dünsten. Gut abtropfen und abkühlen lassen.

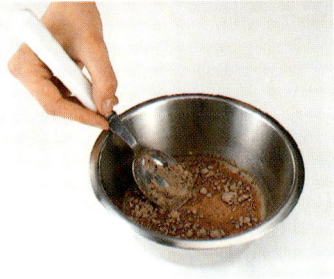

2. Von dem nach Vorschrift zubereiteten Sonana Ren-o-mil 2 Eßlöffel abnehmen. Den Rest in einem kleinen Topf erhitzen. Das Puddingpulver mit dem restlichen Zucker mischen und mit dem zurückbehaltenen Sonana Ren-o-mil anrühren.

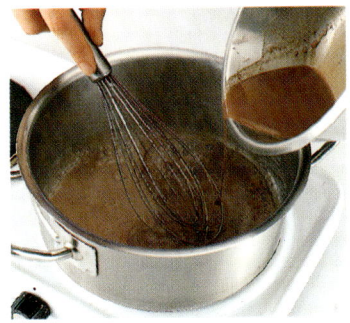

3. Die Pudding-Masse unter Rühren in das heiße Sonana Ren-o-mil geben, kurz aufkochen lassen, den Weinbrand (oder das Wasser) dazugießen und alles gut verrühren. Die Schokoladensauce abkühlen lassen.

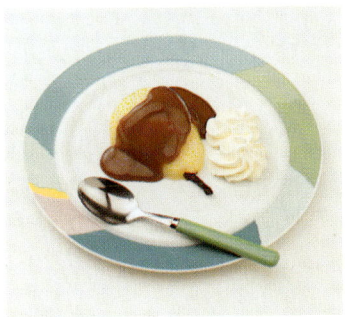

4. Die Sahne steif schlagen. Vor dem Servieren die Birnenhälfte auf einen Teller legen, mit der Schokoladensauce übergießen und mit der Sahne verzieren.

Apfel-Zimt-Shake

80 ml Sonana Ren-o-mil, doppelt konzentriert, nach Vorschrift zubereitet
60 g ungezuckertes Apfelmus (Seite 78 oder aus dem Glas)
10 g Zucker
Zimtpulver nach Belieben
50 g Sahne (etwa 5 Eßl.)

Gelingt leicht
Kalorienreich

Zubereitungszeit: etwa 5 Min.

Etwa: 1700 kJ/406 kcal
2,9 g EW · 22 g F · 47 g KH
50 mg Na · 131 mg K
202 mg Ca · 43 mg P

1. Das nach Vorschrift zubereitete Sonana Ren-o-mil mit dem Apfelmus, dem Zucker und Zimt nach Belieben gut verquirlen.

2. Die Sahne steif schlagen und unter den Shake ziehen. Den Drink in einem hohen Glas servieren.

Erdbeershake

50 g frische Erdbeeren, geputzt (ersatzweise tiefgekühlte)
100 ml Sonana Ren-o-mil, doppelt konzentriert, nach Vorschrift zubereitet
5 g Zucker
30 g Sahne (etwa 3 Eßl.)

Gelingt leicht
Kalorienreich

Zubereitungszeit: etwa 10 Min.

Etwa: 1400 kJ/334 kcal
3,1 g EW · 18 g F · 39 g KH
51 mg Na · 119 mg K
236 mg Ca · 41 mg P

1. Die Erdbeeren gegebenenfalls auftauen lassen. Mit dem nach Vorschrift zubereiteten doppelt konzentrierten Sonana Ren-o-mil und dem Zucker in einen Mixer geben und pürieren.

2. Die Sahne steif schlagen und unterziehen. Den Shake in einem hohen Glas servieren.

Preiselbeer-shake

100 ml Sonana Ren-o-mil, doppelt konzentriert, nach Vorschrift zubereitet
30 g Preiselbeeren aus dem Glas
50 g Sahne (etwa 5 Eßl.)

Gelingt leicht
Kalorienreich

Zubereitungszeit: etwa 5 Min.

Etwa: 1734 kJ/414 kcal
3,4 EW · 24 g F · 45 g KH
62 mg Na · 85 mg K
243 mg Ca · 44 mg P

1. Das nach Vorschrift zubereitete Sonana Ren-o-mil und die Preiselbeeren in einen Mixer geben und gut pürieren.

2. Die Sahne steif schlagen und unterziehen. Den Shake in einem hohen Glas servieren.

Bananen-Flip

50 g Banane, geschält
100 ml Sonana Ren-o-mil, doppelt
konzentriert, nach Vorschrift
zubereitet
½ Teel. Zitronensaft
10 g Zucker
50 g Sahne (etwa 5 Eßl.)

Gelingt leicht
Kalorienreich

Zubereitungszeit: etwa 5 Min.

Etwa: 1847 kJ/441 kcal
3,8 g EW · 24 g F · 51 g KH
57 mg Na · 259 mg K
244 mg Ca · 55 mg P

1. Die Banane in Stücke
schneiden. Mit dem nach Vorschrift zubereiteten doppelt konzentrierten Sonana Ren-o-mil,
dem Zitronensaft und dem Zuk-
ker in einen Mixer geben und
gut pürieren.

2. Die Sahne steif schlagen
und unterziehen. Den Flip in
einem hohen Glas servieren.

Heidelbeer-shake

50 g frische Heidelbeeren
(ersatzweise tiefgekühlte)
125 ml Sonana Ren-o-mil, doppelt
konzentriert, nach Vorschrift
zubereitet
10 g Zucker
50 g Sahne (etwa 5 Eßl.)

Gelingt leicht
Kalorienreich

Zubereitungszeit: etwa 8 Min.

Etwa: 2070 kJ/494 kcal
4,1 g EW · 26 g F · 59 g KH
67 mg Na · 103 mg K
297 mg Ca · 49 mg P

1. Das nach Vorschrift zubereitete doppelt konzentrierte
Sonana Ren-o-mil, die Heidelbeeren und den Zucker in einen Mixer geben und gut
pürieren.

2. Die Sahne steif schlagen
und unterziehen. Den Shake in
einem hohen Glas servieren.

Himbeershake

50 g frische Himbeeren
(ersatzweise tiefgekühlte)
125 ml Sonana Ren-o-mil, doppelt
konzentriert, nach Vorschrift
zubereitet
70 g Sahne (etwa 7 Eßl.)

Gelingt leicht
Kalorienreich

Zubereitungszeit: etwa 10 Min.

Etwa: 2045 kJ/488 kcal
4,9 g EW · 32 g F · 42 g KH
74 mg Na · 172 mg K
326 mg Ca · 78 mg P

1. Die Himbeeren sorgfältig
waschen und abtropfen lassen,
tiefgekühlte auftauen lassen.

2. Die Himbeeren zusammen
mit dem nach Vorschrift zubereiteten doppelt konzentrierten
Sonana Ren-o-mil in einen
Mixer geben und pürieren.

3. Die Sahne steif schlagen
und unterziehen. Den Shake in
einem hohen Glas servieren.

Kirsch-Streusel-Kuchen

Zutaten für eine Springform von 26 cm Ø:

120 ml Sonana Ren-o-mil, doppelt konzentriert, nach Vorschrift zubereitet

½ Würfel Hefe (20 g)

180 g eiweißarmes Mehl

20 g Vanille-Puddingpulver

40 g weiche Butter

50 g Zucker

500 g Sauerkirschen, entsteint (frisch oder aus dem Glas)

Für die Streusel:

80 g eiweißarmes Mehl

40 g Zucker · 40 g weiche Butter

10 g Sonnenblumenöl (etwa 1 Eßl.)

Für die Form: 5 g Butter

Als Zwischenmahlzeit

Zubereitungszeit: etwa 30 Min. (+ 50 Min. Ruhezeit und 30–45 Min. Backzeit)

Bei 12 Stück pro Stück etwa:
896 kJ/214 kcal
1 g EW · 7 g F · 35 g KH
8 mg Na · 64 mg K
24 mg Ca · 25 mg P

1. Das nach Vorschrift zubereitete doppelt konzentrierte Sonana Ren-o-mil leicht erwärmen und die Hefe darin auflösen.

2. Das Mehl und das Puddingpulver in eine Schüssel geben, eine Mulde hineindrücken und die Hefe-Ren-o-mil-Mischung hineingeben. Mit etwas Mehl zu einem Vorteig rühren und an einem warmen Ort etwa 15 Minuten gehen lassen.

3. Die Butter und den Zucker dazugeben und alles verkneten. Zugedeckt etwa 30 Minuten gehen lassen, bis er sein Volumen verdoppelt hat.

4. Den Backofen auf 180° (Gas Stufe 2½) vorheizen. Die Form mit der Butter einfetten.

5. Den Teig auf einer bemehlten Arbeitsfläche ausrollen und die Form damit auslegen. Etwa 5 Minuten gehen lassen.

6. Das Mehl, den Zucker, die Butter und das Öl zu Streuseln verkneten.

7. Die Kirschen auf dem Teig verteilen und die Streusel darüber bröseln. Im Backofen (Mitte) 30–45 Minuten backen.

Pflaumen-kuchen

Zutaten für eine Springform von 26 cm Ø:

120 ml Sonana Ren-o-mil, doppelt konzentriert, nach Vorschrift zubereitet

½ Würfel Hefe (20 g)

180 g eiweißarmes Mehl

20 g Vanille-Puddingpulver

60 g Zucker

40 g weiche Butter

500 g Pflaumen, entsteint

10 g Paniermehl

Zimtpulver nach Belieben

Für die Form: 5 g Butter

Als Nachtisch

Zubereitungszeit: etwa 30 Min. (+ 45 Min. Ruhezeit und 20 Min. Backzeit)

Bei 8 Stück pro Stück etwa:
950 kJ/226 kcal
1,1 g EW · 5 g F · 42 g KH
11 mg Na · 164 mg K
40 mg Ca · 37 mg P

1. Das nach Vorschrift zubereitete doppelt konzentrierte Sonana Ren-o-mil leicht erwärmen und die Hefe darin auflösen.

2. Das Mehl und das Puddingpulver in eine Schüssel geben, eine Mulde hineindrücken und die Hefe-Ren-o-mil-Mischung hineingeben. Mit etwas Mehl zu einem Vorteig rühren und an einem warmen Ort etwa 15 Minuten gehen lassen.

3. Die Butter und 50 g Zucker dazugeben und alles verkneten. Zugedeckt etwa 30 Minuten gehen lassen, bis er sein Volumen verdoppelt hat.

4. Den Backofen auf 180° (Gas Stufe 2 ½) vorheizen. Die Form einfetten. Die Pflaumen zweimal einkerben.

5. Den Teig auf einer bemehlten Arbeitsfläche ausrollen und die Form damit auslegen. Die Pflaumen darauf verteilen.

6. Den restlichen Zucker, das Paniermehl und den Zimt mischen und darauf verteilen. Im Backofen (Mitte) etwa 20 Minuten backen.

*Bild oben: Kirsch Streusel-Kuchen
Bild unten: Pflaumenkuchen*

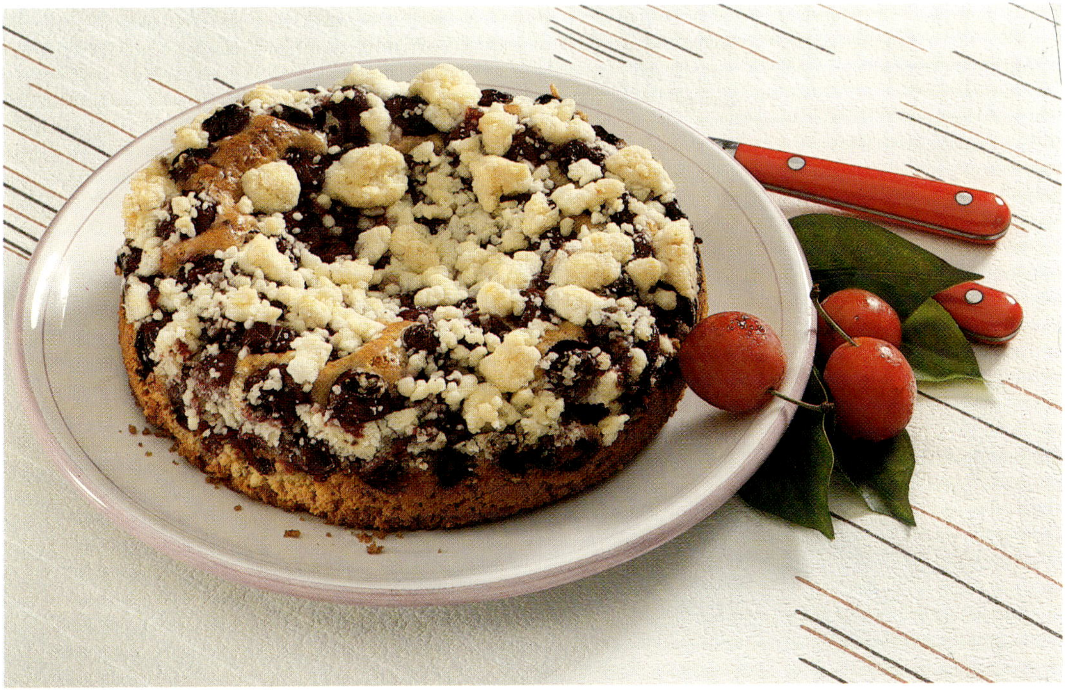

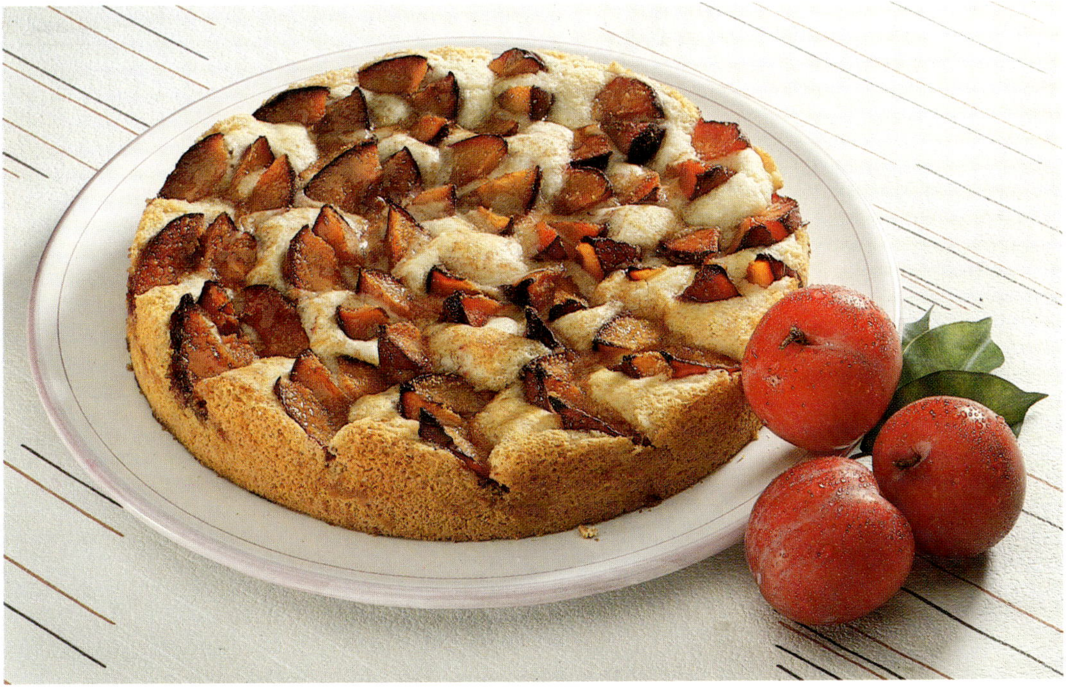

Apfelkuchen

Zutaten für eine Springform
von 24 cm Ø:
170 g weiche Butter
150 g Zucker
1 Ei (etwa 58 g)
150 g eiweißarmes Mehl
½ Päckchen Backpulver
50 g Vanille-Puddingpulver
70 ml Sonana Ren-o-mil, doppelt
konzentriert, nach Vorschrift
zubereitet
100 g Weizenmehl
10 g Weinbrand oder Wasser
(etwa 1 Eßl.)
500 g Äpfel, geschält
Für die Form: 10 g Butter

Als Zwischenmahlzeit

Zubereitungszeit: etwa 1 Std.
(davon Backzeit etwa
30–35 Min.)

Bei 12 Stück pro Stück etwa:
1229 kJ/293 kcal
2 g EW · 13 g F · 39 g KH
12 mg Na · 81 mg K
20 mg Ca · 30 mg P

1. 150 g Butter und den Zuk-ker in einer Schüssel mit dem Handrührgerät schaumig rüh-ren, dann das Ei dazurühren.

2. Das eiweißarme Mehl, das Backpulver, das Puddingpulver, das nach Vorschrift zubereitete doppelt konzentrierte Sonana Ren-o-mil und das Weizenmehl unterrühren. Zuletzt den Wein-brand (oder das Wasser) unter den Rührteig rühren.

3. Den Backofen auf 175° (Gas Stufe 2–2½) vorheizen.

Die Form mit der Butter ein-fetten.

4. Den Teig in die Form geben und glattstreichen.

5. Die Äpfel halbieren, dabei das Kerngehäuse entfernen und die Hälften auf der gewölbten Seite mit einem scharfen Mes-ser mehrmals einkerben.

6. Die restliche Butter zerlas-sen. Die Apfelhälften mit der gewölbten Seite nach oben auf dem Teig verteilen und mit der Butter bestreichen.

7. Den Kuchen im Backofen (Mitte) 30–35 Minuten bak-ken. Den Kuchen auf einem Kuchengitter auskühlen lassen.

Heidelbeer-kuchen

Zutaten für eine Springform
von 24 cm Ø:
150 g weiche Butter
150 g Zucker
1 Ei (etwa 58 g)
150 g eiweißarmes Mehl
½ Päckchen Backpulver
50 g Vanille-Puddingpulver
100 g Weizenmehl
70 ml Sonana Ren-o-mil, doppelt
konzentriert, nach Vorschrift
zubereitet
10 g Weinbrand oder Wasser
(etwa 1 Eßl.)
500 g Heidelbeeren, verlesen
Für die Form: 10 g Butter

Als Zwischenmahlzeit

Zubereitungszeit: etwa 50 Min.
(davon Backzeit etwa 30 Min.)

Bei 12 Stück pro Stück etwa:
1211 kJ/289 kcal
2,1 g EW · 11 g F · 42 g KH
11 mg Na · 51 mg K
51 mg Ca · 30 mg P

1. Die Butter und den Zucker in einer Schüssel mit dem Hand-rührgerät schaumig rühren. Dann das Ei dazugeben und so lange kräftig schlagen, bis das Ganze schaumig ist.

2. Das eiweißarme Mehl, das Backpulver, das Puddingpulver und das Weizenmehl miteinan-der vermischen und löffelweise zu der Buttermasse geben. Zum Schluß das nach Vorschrift zu-bereitete doppelt konzentrierte Sonana Ren-o-mil und den Weinbrand (oder das Wasser) unterrühren.

3. Die Form mit der Butter einfetten. Den Backofen auf 175° (Gas Stufe 2–2½) vor-heizen.

4. Die Heidelbeeren waschen und in einem Sieb gut abtrop-fen lassen.

5. Den Teig in die Form füllen, glattstreichen und die Heidel-beeren darauf verteilen.

6. Den Heidelbeerkuchen im Backofen (Mitte) etwa 30 Mi-nuten backen. Den Kuchen auf einem Kuchengitter auskühlen lassen.

Tip!

Sie können den Apfel- oder Heidelbeerkuchen auch als Törtchen backen. Die Förmchen dafür können Sie aus Alufolie leicht selbst herstellen. Schneiden Sie sich ein ausreichend großes Stück Alufolie zu, das Sie um eine Untertasse wickeln. Die Folie sollte glatt und ohne Falten bleiben. Lösen Sie die Untertasse vorsichtig heraus und formen Sie einen etwa 2–3 cm hohen Rand. Die Förmchen dann mit flüssiger Butter einfetten. Den Rührteig in die Förmchen geben und mit den vorbereiteten Äpfeln oder Heidelbeeren belegen und im vorgeheizten Backofen (Mitte) bei 175° (Gas Stufe 2–3) in etwa 20 Minuten backen.

Dampfnudeln mit Karamelkruste

Zutaten für 3 Stück:

50 ml Sonana Ren-o-mil, doppelt konzentriert, nach Vorschrift zubereitet

8 g Hefe

60 g eiweißarmes Mehl

10 g Vanille-Puddingpulver

30 g Weizenmehl

20 g Zucker

20 g Sahne (etwa 2 Eßl.)

20 g Butter

Braucht etwas Zeit

Zubereitungszeit: etwa 1 Std.
(+ 55 Min. Ruhezeit)

Pro Stück etwa:
1052 kJ/396 kcal
2 g EW · 9 g F · 39 g KH
13 mg Na · 41 mg K
41 mg Ca · 39 mg P

1. Das nach Vorschrift zubereitete doppelt konzentrierte Sonana Ren-o-mil in einem Topf erwärmen, vom Herd nehmen und die zerbröckelte Hefe darin auflösen.

2. Das eiweißarme Mehl, das Puddingpulver, das Weizenmehl und 10 g Zucker in eine Schüssel geben, eine Mulde hineindrücken und das Sonana Ren-o-mil-Hefe-Gemisch hineingießen. Mit etwas Mehl zu einem Vorteig verrühren. Diesen Vorteig dann etwa 15 Minuten zugedeckt an einem warmen Ort gehen lassen.

3. Anschließend alle Zutaten gut miteinander verkneten und den Teig zugedeckt an einem warmen Ort nochmals etwa 30 Minuten gehen lassen, bis er sein Volumen in etwa verdoppelt hat.

4. Aus dem Teig 3 gleich große Kugeln formen und diese zugedeckt nochmals etwa 10 Minuten gehen lassen.

5. Dann die Sahne, die Butter, den restlichen Zucker und 2 Eßlöffel Wasser in einem flachen Topf zum Kochen bringen. Die 3 Teigkugeln nebeneinander in den Topf setzen, mit einem Deckel gut verschließen und bei schwacher Hitze in 20–30 Minuten garen. Die Dampfnudeln sind fertig, wenn sie die Flüssigkeit aufgesaugt haben und es daher im Topf leicht »knackt«. Zu den Dampfnudeln paßt gut eine Vanillesauce (Seite 76) oder die Weincreme (Seite 78).

Tip!

Während der Garzeit den Topfdeckel nicht abnehmen, da die Dampfnudeln sonst zusammenfallen und innen speckig werden.

Ofennudeln

Zutaten für 3 Stück:
50 ml Sonana Ren-o-mil, doppelt
konzentriert, nach Vorschrift
zubereitet
8 g Hefe
60 g eiweißarmes Mehl
10 g Vanille-Puddingpulver
30 g Weizenmehl
20 g Zucker
20 g Sahne (etwa 2 Eßl.)
10 g weiche Butter
Für die Form: 10 g Butter

Lassen sich gut auf Vorrat einfrieren

Zubereitungszeit: etwa 45 Min.
(+ 55 Min. Ruhezeit)

Pro Stück etwa:
1052 kJ/396 kcal
2 g EW · 9 g F · 39 g KH
13 mg Na · 41 mg K
41 mg Ca · 39 mg P

1. Das nach Vorschrift zubereitete doppelt konzentrierte Sonana Ren-o-mil in einem Topf erwärmen, vom Herd nehmen und die zerbröckelte Hefe darin auflösen.

2. Das eiweißarme Mehl, das Puddingpulver, das Weizenmehl und den Zucker in eine Schüssel geben, eine Mulde hineindrücken und das Sonana Ren-o-mil-Hefe-Gemisch hineingießen. Mit etwas Mehl zu einem Vorteig verrühren. Diesen Vorteig etwa 15 Minuten zugedeckt an einem warmen Ort gehen lassen.

3. Die Sahne und die Butter dazugeben und alle Zutaten gut miteinander verkneten. Den Teig zugedeckt an einem warmen Ort weitere 30 Minuten gehen lassen, bis er sein Volumen in etwa verdoppelt hat.

4. Aus dem Teig dann 3 gleich große Kugeln formen und diese dann zugedeckt nochmals etwa 10 Minuten gehen lassen.

5. Inzwischen den Backofen auf 180° (Gas Stufe 2½) vorheizen. Eine kleine feuerfeste Form mit der Butter einfetten.

6. Die Teigkugeln in die gefettete Form setzen und im Backofen (Mitte) in etwa 25 Minuten goldgelb backen.

Tip!

Dazu schmecken sehr gut die Fruchtsaucen von Seite 76. Wenn es schnell gehen soll, können Sie auch einfach frische oder tiefgekühlte aufgetaute Beeren im Mixer pürieren und dazu reichen. Aber auch eine Creme von den Seiten 78/79 paßt dazu.

Amerikaner

Zutaten für 5 Stück:
75 g weiche Butter
1 Ei (58 g)
75 g Zucker
75 g eiweißarmes Mehl
1½ Teel. Backpulver
25 g Vanille-Puddingpulver
50 g Weizenmehl
35 ml Sonana Ren-o-mil, doppelt
konzentriert, nach Vorschrift
zubereitet
50 g Puderzucker
10 g Weinbrand oder Wasser
(etwa 1 Eßl.)
Für das Backblech: Backpapier

Lassen sich gut vorbereiten

Zubereitungszeit: etwa 45 Min.
(davon Backzeit 10–15 Min.)

Pro Stück etwa:
1444 kJ/344 kcal
2 g EW · 13 g F · 51 g KH
12 mg Na · 24 mg K
20 mg Ca · 29 mg P

1. Die Butter in eine Schüssel geben.

2. Das Ei halbieren: In ein kleines Gefäß schlagen und mit einer Gabel gut verquirlen. Von diesem Gemisch 25 g abwiegen (etwa die Hälfte) und zu der Butter geben.

3. Den Zucker, das eiweißarme Mehl, das Backpulver, das Puddingpulver, das Weizenmehl und das nach Vorschrift zubereitete doppelt konzentrierte Sonana Ren-o-mil dazugeben und alles mit dem

Handrührgerät etwa 2 Minuten lang verrühren.

4. Den Backofen auf 175° (Gas Stufe 2–3) vorheizen. Ein Backblech mit Backpapier auslegen.

5. Von dem Teig mit 2 Eßlöffeln 5 kleine Häufchen auf das Backblech setzen und im Backofen (Mitte) in 10–15 Minuten goldbraun backen.

6. Dann die Amerikaner aus dem Ofen nehmen und auf einem Kuchengitter auskühlen lassen.

7. Für den Guß den Puderzucker mit dem Weinbrand (oder dem Wasser) glattrühren und die Unterseite der Amerikaner damit bestreichen.

Tip!

Das restliche halbe Ei können Sie in einem gut verschlossenen Gefäß im Kühlschrank etwa 2 Tage aufbewahren. Eventuell planen Sie es für Rührei als kleine Zwischenmahlzeit ein.

Gefüllte Buchteln

Sie sind von einem österreichischen Rezept abgewandelt.

Zutaten für 3 Stück:
50 ml Sonana Ren-o-mil, doppelt konzentriert, nach Vorschrift zubereitet
8 g Hefe
60 g eiweißarmes Mehl
10 g Vanille-Puddingpulver
30 g Weizenmehl
20 g Zucker
20 g Sahne (etwa 2 Eßl.)
15 g weiche Butter
50 g Pflaumenmus
Für die Form: 5 g Butter

Raffiniert

Zubereitungszeit: etwa 45 Min. (+ 55 Min. Ruhezeit)

Pro Stück etwa:
1220 kJ/291 kcal
2,1 g EW; 9 g F; 49 g KH
13 mg Na; 41 mg K
41 mg Ca; 40 mg P

1. Das nach Vorschrift zubereitete doppelt konzentrierte Sonana Ren-o-mil in einem Topf erwärmen, vom Herd nehmen und die zerbröckelte Hefe darin auflösen.

2. Das eiweißarme Mehl, das Puddingpulver, das Weizenmehl und den Zucker in eine Schüssel geben, eine Mulde hineindrücken und das Sonana Ren-o-mil-Hefe-Gemisch hineingießen. Mit etwas Mehl zu einem Vorteig verrühren. Diesen Vorteig zugedeckt etwa 15 Minuten an einem warmen Ort gehen lassen.

3. Die Sahne und die Butter dazugeben und alle Zutaten gut miteinander verkneten. Den Teig zugedeckt an einem warmen Ort weitere 30 Minuten gehen lassen, bis er sein Volumen in etwa verdoppelt hat.

4. Dann aus dem Teig 3 gleich große Kugeln formen. In die Mitte eine Vertiefung drücken, diese mit Pflaumenmus füllen und den Teig wieder so darüberziehen, daß das Mus nicht mehr zu sehen ist. Die so gefüllten Buchteln zugedeckt nochmals etwa 10 Minuten gehen lassen.

5. Inzwischen den Backofen auf 180° (Gas Stufe 2½) vorheizen. Eine kleine feuerfeste Form mit der Butter einfetten.

6. Die Teigkugeln in die gefettete Form setzen und dann im Backofen (Mitte) in etwa 25 Minuten backen.

Tip!

Die Buchteln schmecken warm oder kalt.

Krapfen

Zutaten für 8 Stück:

130 ml Sonana Ren-o-mil, doppelt konzentriert, nach Vorschrift zubereitet

½ Würfel Hefe (20 g)

10 g Ei-Ersatz

40 ml Wasser

250 g eiweißarmes Mehl

100 g Weizenmehl

30 g Butter

50 g Zucker

1 l Sonnenblumenöl (berechnet werden davon 60 g, die an den Krapfen haften bleiben; pro Krapfen also 7,5 g)

50 g Konfitüre nach Geschmack

Für die Arbeitsfläche: Mehl

Braucht etwas Zeit

Zubereitungszeit: etwa 45 Min. (+ 1 Std. Ruhezeit)

Pro Stück etwa:
1392 kJ/332 kcal
2,2 g EW · 12 g F · 52 g KH
19 mg Na · 39 mg K
36 mg Ca · 41 mg P

1. Das nach Vorschrift zubereitete doppelt konzentrierte Sonana Ren-o-mil erwärmen und die Hefe darin auflösen.

2. Den Ei-Ersatz mit dem Wasser aufschlagen.

3. Das Mehl und das Weizenmehl in eine Schüssel geben, eine Mulde hineindrücken und das Ren-o-mil-Hefe-Gemisch hineingießen. Mit etwas Mehl zu einem Vorteig verrühren. Diesen Vorteig zugedeckt etwa 15 Minuten gehen lassen.

4. Die Butter zerlassen und mit dem Ei-Ersatz und 30 g Zucker zum Vorteig geben.

5. Zugedeckt an einem warmen Ort etwa 30 Minuten gehen lassen, bis er sein Volumen in etwa verdoppelt hat.

6. Den Teig auf einer bemehlten Arbeitsfläche ausrollen und 8 Kreise von etwa 7 cm Durchmesser ausstechen.

7. Diese Kreise nochmals etwa 15 Minuten zugedeckt gehen lassen, bis sie etwa doppelt so hoch sind wie zuvor.

8. Das Öl in einem großen Topf erhitzen. Wenn das Öl richtig heiß ist, einen Teil der Krapfen vorsichtig ins Öl gleiten lassen und bei starker Hitze backen. Sobald die Unterseite hellbraun ist, die Krapfen wenden und die andere Seite ebenso bräunen. Die Backzeit pro Topffüllung beträgt 6–8 Minuten.

9. Die Krapfen mit einem Schaumlöffel herausnehmen und auf Küchenkrepp abtropfen lassen.

10. Eine Gebäckspritze mit der Marmelade füllen. Seitlich in die Krapfen stechen und alle so füllen. Die Krapfen möglichst noch heiß in dem restlichen Zucker wenden.

Sandwaffeln

Zutaten für 2 Stück:

10 g Ei-Ersatz

40 ml Wasser

60 ml Sonana Ren-o-mil, doppelt konzentriert, nach Vorschrift zubereitet

10 g eiweißarmes Mehl

15 g Vanille-Puddingpulver

15 g Weizenmehl

20 g Puderzucker

10 g Sonnenblumenöl (etwa 1 Eßl.)

Schnell

Zubereitungszeit: etwa 30 Min.

Etwa: 1985 kJ/473 kcal
3,3 g EW · 16 g F · 78 KH
78 mg Na · 31 mg K
122 mg Ca · 34 mg P

1. Den Ei-Ersatz mit dem Wasser schaumig aufschlagen.

2. Das nach Vorschrift zubereitete doppelt konzentrierte Sonana Ren-o-mil, das eiweißarme Mehl, das Puddingpulver und das Weizenmehl dazugeben und verrühren.

3. Ein Waffeleisen vorheizen, beide Seiten mit dem Öl einfetten und hintereinander 2 Waffeln backen. Mit dem Puderzucker bestreut oder aber mit Sahne und Erdbeeren servieren.

Im Bild hinten: Sandwaffeln
Im Bild vorne: Krapfen

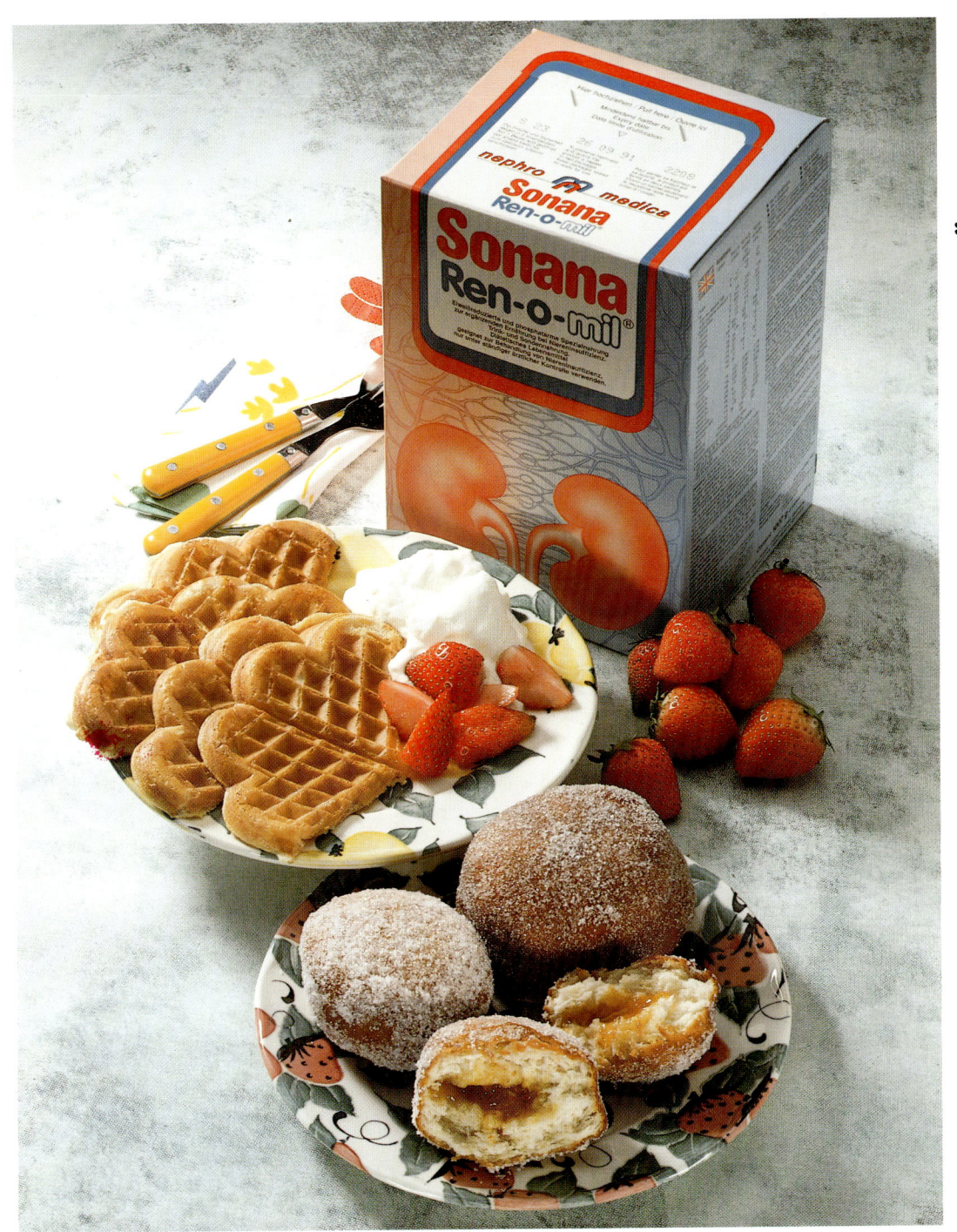

Streng eiweiß-
arme Brezeln

Zutaten für 8 Stück:
100 ml warmes Wasser
30 g Sonana Ren-o-mil Pulver
15 g Hefe
250 g eiweißarmes Mehl
20 g Sonnenblumenöl (etwa 2 Eßl.)
30 g Essig (etwa 3 Eßl.)
etwas Öl zum Bestreichen
Für das Backblech:
Butter oder Backpapier

Etwas ganz Besonderes

Zubereitungszeit: etwa 45 Min.
(+ 45 Min. Ruhezeit)

Pro Stück etwa: 645 kJ/154 kcal
0,5 g EW · 3 g F · 29 g KH
8 mg Na · 19 mg K
22 mg Ca · 39 mg P

1. Das warme Wasser in eine kleine Schüssel geben und das Sonana Ren-o-mil Pulver mit einem Schneebesen hineinrühren. Die Hefe hineinbröckeln und darin auflösen.

2. Das eiweißarme Mehl in eine zweite Schüssel geben, eine Mulde hineindrücken und das Sonana Ren-o-mil-Hefe-Gemisch dazugeben. Mit etwas Mehl zu einem Vorteig rühren und zugedeckt an einem warmen Ort etwa 15 Minuten gehen lassen.

3. Das Öl und den Essig dazugeben und alles zu einem elastischen Teig verkneten. Diesen dann zugedeckt an einem warmen Ort etwa 30 Minuten gehen lassen.

4. Inzwischen das Backblech einfetten oder mit Backpapier auslegen.

5. Den Teig in 8 gleich große Stücke teilen. Die Hände mit etwas Öl einfetten, jedes Teigstück zu einem etwa bleistiftdicken Strang ausrollen und eine Brezel daraus formen.

6. Die Brezeln mit etwas Öl bestreichen und auf das Backblech legen.

7. In den kalten Backofen (Mitte) schieben und die Brezeln bei 175° (Gas Stufe 2–2½) in etwa 25 Minuten backen.

Tip!

Die Brezeln sind eine geeignete Beilage zu Salaten.

Streng eiweiß-
armes Brot

Zutaten für 1 Brot von 800–900 g:
300 ml warmes Wasser
50 g Sonana Ren-o-mil Pulver
30 g Hefe
500 g eiweißarmes Mehl
50 ml Sonnenblumenöl (etwa 5 Eßl.)
50 g Essig (etwa 5 Eßl.)
Für die Kastenform: Butter

Gut zum Einfrieren geeignet

Zubereitungszeit: etwa 1 Std.
(+ 45 Min. Ruhezeit)

Pro 100 g etwa:
1129 kJ/270 kcal
0,9 g EW · 6 g F · 50 g KH
14 mg Na · 33 mg K
26 mg Ca · 39 mg P

1. Das warme Wasser in eine kleine Schüssel geben und das Sonana Ren-o-mil Pulver mit einem Schneebesen hineinrühren. Die Hefe hineinbröckeln und darin auflösen.

2. Das eiweißarme Mehl in eine zweite Schüssel geben, eine Mulde hineindrücken und das Sonana Ren-o-mil-Hefe-Gemisch dazugeben. Mit etwas Mehl zu einem Vorteig rühren und dann zugedeckt an einem warmen Ort etwa 15 Minuten gehen lassen.

3. Das Öl und den Essig dazugeben und alles zu einem elastischen Teig kneten. Diesen Teig zugedeckt an einem warmen Ort weitere 30 Minuten gehen lassen.

4. Eine Kastenform von 22 cm Länge einfetten. Den gegangenen Teig hineinfüllen. Das Brot in den kalten Backofen (unten) schieben und bei 175° (Gas Stufe 2–2½) in etwa 45 Minuten backen.

Tip!

Eine mit Wasser gefüllte Schale im Backofen sorgt für ein besonders gutes Backergebnis.

Frühstücks-brötchen

Zutaten für 7 Brötchen:
100 ml Sonana Ren-o-mil, doppelt konzentriert, nach Vorschrift zubereitet
20 g Hefe
50 g Weizenmehl
170 g eiweißarmes Mehl
30 g Roggenschrot
20 g weiche Butter
Für das Backblech: 10 g Butter

Gut zum Einfrieren geeignet

Zubereitungszeit: etwa 40 Min. (+ 55 Min. Ruhezeit)

Pro Stück etwa: 783 kJ/187 kcal
2 g EW · 5 g F · 33 g KH
10 mg Na · 51 mg K
31 mg Ca · 49 mg P

1. Das nach Vorschrift zubereitete doppelt konzentrierte Sonana Ren-o-mil in einem Topf leicht erwärmen, vom Herd nehmen und die Hefe darin auflösen.

2. Das Weizenmehl, das eiweißarme Mehl und den Roggenschrot in eine Schüssel geben. Eine Mulde hineindrücken und das Sonana Ren-o-mil-Hefe-Gemisch hineingießen. Mit etwas Mehl zu einem Vorteig verrühren und zugedeckt etwa 15 Minuten an einem warmen Ort gehen lassen.

3. Die Butter dazugeben und alle Zutaten verkneten, bis ein elastischer Teig entsteht. Diesen zugedeckt an einem warmen

Ort weitere 30 Minuten gehen lassen, bis er sein Volumen verdoppelt hat.

4. Den Teig nochmals durchkneten. Sieben Kugeln daraus formen, etwas flachdrücken und zugedeckt nochmals etwa 10 Minuten gehen lassen.

5. Inzwischen den Backofen auf 250° (Gas Stufe 4) vorheizen. Das Blech mit der Butter einfetten.

6. Die gegangenen Teigkugeln auf das Blech setzen und im Backofen (Mitte) in etwa 20 Minuten backen.

Rüblibrot

Zutaten für 1 Brot von etwa 1 kg:
400 g Möhren, geputzt
5 g Sonnenblumenöl (etwa 1 Teel.)
350 ml Sonana Ren-o-mil, Standardauflösung, nach Vorschrift zubereitet
1 Würfel Hefe (42 g)
100 g Weizenmehl
50 g Roggenschrot
350 g eiweißarmes Mehl
Für die Kastenform: 5 g Öl

Schmeckt auch ohne Belag

Zubereitungszeit: etwa 1½ Std. (+ 55 Min. Ruhezeit)

Pro 100 g etwa:
1126 kJ/268 kcal
3,6 g EW · 3 g F · 55 g KH
43 mg Na · 213 mg K
61 mg Ca · 92 mg P

1. Die Möhren grob raspeln.

2. Das Öl in einem Topf erhitzen und die Möhren darin etwa 10 Minuten dünsten. In eine große Schüssel geben und abkühlen lassen.

3. Die nach Vorschrift zubereitete Sonana Ren-o-mil Standard-auflösung in einem Topf leicht erwärmen, vom Herd nehmen und die zerbröckelte Hefe darin auflösen.

4. Das Weizenmehl, den Roggenschrot und das eiweißarme Mehl zu den Möhren geben. Eine Mulde hineindrücken und das Sonana Ren-o-mil-Hefe-Gemisch hineingießen. Mit etwas Mehl zu einem Vorteig verrühren und zugedeckt etwa 15 Minuten an einem warmen Ort gehen lassen.

5. Danach alle Zutaten gut durchkneten, bis ein fester Teig entsteht. Diesen zugedeckt an einem warmen Ort weitere 30 Minuten gehen lassen, bis er sein Volumen in etwa verdoppelt hat.

6. Inzwischen den Backofen auf 200° (Gas Stufe 2½–3) vorheizen. Eine Kastenform von 27 cm Länge mit dem Öl einfetten.

7. Den Teig gut durchkneten, in die eingefettete Kastenform legen und nochmals etwa 10 Minuten gehen lassen. Dann im Backofen (Mitte) in 50–60 Minuten backen.

Zum Gebrauch

Damit Sie Rezepte mit bestimmten Zutaten noch schneller finden können, stehen in diesem Register zusätzlich auch Hauptzutaten wie Kartoffeln oder Tomaten – ebenfalls alphabetisch geordnet und halbfett gedruckt – über den entsprechenden Rezepten.

IMPRESSUM

Umschlag-Vorderseite:
Das Rezept für Nudel-Lauch-Auflauf
finden Sie auf Seite 39.

Die Deutsche Bibliothek –
CIP-Einheitsaufnahme
Prinz, Annemarie : Für Nierenkranke : eiweiß- und phosphat-
arme Ernährung : köstliche Rezepte für jedenTag, die neue
Möglichkeit, das Fortschreiten
einer Nierenerkrankung zu verlangsamen und damit den Dialysebeginn zu verzögern ; mit
Warenkunde, praktischen Tips
und vielen Informationen / Annemarie Prinz ; Elke Weitz ;
Norbert Gretz. – 1. Aufl. –
München: Gräfe und Unzer,
1991(GU Moderne Diät)
ISBN 3-7742-1169-8
NE: Weitz, Elke; Gretz, Norbert;

1. Auflage 1991
© Gräfe und Unzer GmbH,
München.
Alle Rechte vorbehalten. Nach-
druck, auch auszugsweise,
sowie Verbreitung durch Film,
Funk und Fernsehen, durch
fotomechanische Wiedergabe,
Tonträger und Datenverarbei-
tungssysteme jeder Art nur mit
schriftlicher Genehmigung des
Verlages.
Redaktion:
Adelheid Schmidt-Thomé
Dipl. oec. troph. Maryna Zimdars
Herstellung:
Michael v. Bressensdorf
Fotos: Georg M. Wunsch
Umschlaggestaltung:
Heinz Kraxenberger
Satz: GSD, München
Reproduktionen:
Repro Mayr, Donauwörth
Druck: Appl, Wemding
Bindung: Sellier, Freising

ISBN: 3-7742-1169-8

Annemarie Prinz
arbeitete als staatlich anerkannte
Diätassistentin und Ernährungs-
medizinische Beraterin DGE in
verschiedenen Universitätsklini-
ken. Das Aufstellen spezieller
Diätpläne und intensive Schulung
der Patienten gehörten zu ihren
Hauptaufgaben. Seit 1989 ist
sie als leitende Lehrassistentin an
der Diätschule der Universitäts-
klinik Mainz tätig, wo sie ihr um-
fangreiches Wissen an zukünfti-
ge Diätassistentinnen weitergibt.
Zum Thema Nierendiät ist bereits
ein Buch von ihr erschienen.

Elke Weitz
wurde in Berlin zur Diätassistentin ausgebildet. Nach dem Ex-
amen sammelte sie in verschiedenen Klinken Erfahrungen auf
dem Gebiet der klinischen
Diätetik. Nach der Weiterbil-
dung zur Lehrdiätassistentin ist
sie seit 1990 als Lehrassistentin
an der Diätschule der Universi-
tätsklinik Mainz tätig und gibt
dort ihre umfangreichen Erfahrungen an Diätschülerinnen weiter.

Dr. med. Norbert Gretz
studierte an der Universität
Heidelberg Medizin und sammelte nach seinem Studium Erfahrungen im europäischen Aus-
land. Seit 1989 ist er als Ober-
arzt in der Nephrologischen Klinik in Mannheim tätig. Sein be-
sonderes Interesse gilt der
Diätetik. Die Erfahrungen, die er
auf diesem Gebiet gesammelt
hat, gibt er an Patienten und
Diätassistentinnen weiter. Er ist
Autor von vielen Veröffentlichun-
gen zum Thema Diät.